AF610193

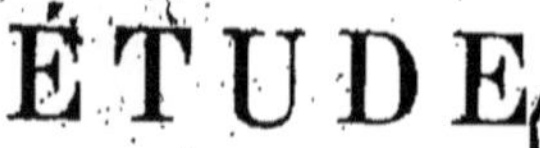

ÉTUDE

SUR

L'ASPERGILLOSE

CHEZ LES ANIMAUX

ET

CHEZ L'HOMME

PAR LE Dr L. RÉNON
Chef de clinique adjoint à la Faculté de médecine de Paris
Lauréat de la Faculté, de l'Académie de médecine et de l'Institut
Membre de la Société de Biologie

PRÉFACE

de M. le professeur G. DIEULAFOY

---

11 figures dans le texte

PARIS
MASSON ET Cie, ÉDITEURS
LIBRAIRES DE L'ACADÉMIE DE MÉDECINE
120, BOULEVARD SAINT-GERMAIN

1897

ÉTUDE

SUR

L'ASPERGILLOSE

CHEZ LES ANIMAUX ET CHEZ L'HOMME

ÉTUDE

SUR

L'ASPERGILLOSE

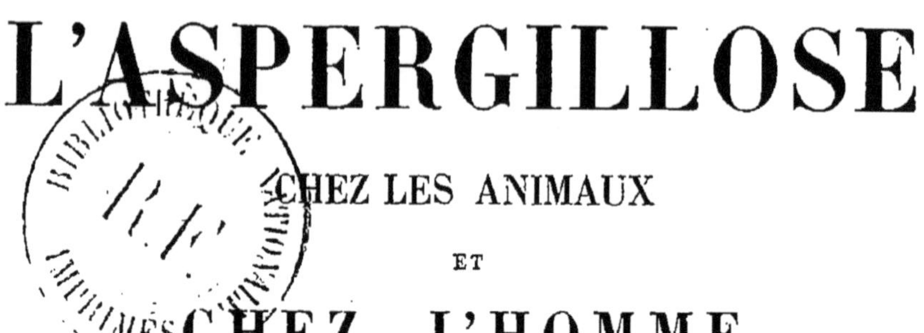

CHEZ LES ANIMAUX

ET

CHEZ L'HOMME

PAR LE Dr L. RÉNON

Chef de clinique adjoint à la Faculté de médecine de Paris
Lauréat de la Faculté, de l'Académie de médecine et de l'Institut
Membre de la Société de Biologie

PRÉFACE

de M. le professeur G. DIEULAFOY

---

11 figures dans le texte

PARIS

MASSON ET Cie, ÉDITEURS

LIBRAIRES DE L'ACADÉMIE DE MÉDECINE

120, BOULEVARD SAINT-GERMAIN

—

1897

A MON TRÈS CHER MAITRE

LE PROFESSEUR G. DIEULAFOY

Je dédie ce livre

En témoignage de ma profonde reconnaissance.

PRÉFACE

L'ouvrage remarquable que le docteur Rénon publie sur l'aspergillose, mérite à titres divers de fixer notre attention.

C'est d'abord la première fois que des documents épars publiés sur cette question, sont réunis en un travail d'ensemble. De plus, l'auteur par ses nombreuses publications a si largement contribué à nous faire connaître l'aspergillose, il l'a si complètement étudiée dans ses manifestations spontanées et expérimentales chez l'homme et chez les animaux, que nul, plus que lui, n'était mieux préparé pour mener pareil travail à bonne fin.

Mais ce qui rend l'œuvre de M. Rénon intéressante et originale, c'est qu'il a pu démontrer par des faits anatomiques, cliniques et expérimentaux, que l'aspergillus fumigatus n'est pas seulement un saprophyte vulgaire ; en s'appuyant sur une gradation successive des cas observés en pathologie vétérinaire, en pathologie humaine et en pathologie expérimentale, il assigne au parasite un pouvoir réellement nocif.

A la conception ancienne soutenue par Virchow, Spring et Robin qui considéraient toujours l'aspergillose comme une lésion secondaire, à la conception de Podack qui rejetait l'idée d'une aspergillose pulmonaire, primitive, humaine, à forme tuberculeuse, M. Rénon oppose la conception française de l'action pathogène *primitive* de l'aspergillus fumigatus chez l'homme et chez les animaux.

Le champignon devient ainsi un vrai parasite ; la maladie qu'il détermine est aussi nette, aussi bien élucidée que les affections microbiennes et mycosiques les mieux connues ; elle est aussi spécifique que la bacillose de Koch et l'actinomycose avec lesquelles elle présente la plus grande analogie.

L'aspergillose a donc à l'avenir sa place nettement marquée dans le cadre nosologique. C'est dire quelle est l'importance de l'œuvre de M. Rénon.

DIEULAFOY.

28 octobre 1896.

INTRODUCTION

Le but que nous nous proposons, en publiant ce livre, est de réunir, en une étude d'ensemble, les observations éparses recueillies dans la littérature médicale et vétérinaire sur l'aspergillose de l'homme et des animaux. Nous n'avons pas cru devoir limiter la question à l'homme seul, et nous avons pensé que les cas spontanés et expérimentaux de cette maladie chez l'animal pouvaient éclairer en grande partie les problèmes que soulève à l'heure actuelle la connaissance de cette mycose si particulière, objet principal de nos travaux pendant ces quatre dernières années.

Le cadre de cette étude se trouvant ainsi singulièrement élargi, nous n'entreprendrons pas la description de tous les aspergillus pathogènes. Nous nous occuperons uniquement de l'aspergillus fumigatus, pour deux raisons : d'abord, parce qu'il est le plus pathogène de tous les champignons de son espèce, aspergillus flavus, aspergillus susbfuscus, aspergillus nidulans, etc., et aussi le plus abondamment répandu; puis, parce qu'il est certainement le mieux connu, celui qui a le plus attiré l'attention.

Le plan adopté pour cet ouvrage est fort simple; nous l'avons divisé en trois parties : la première comprendra l'aspergillose spontanée des animaux, la seconde l'aspergillose expérimentale, la troisième l'aspergillose de l'homme. Cette manière de faire nous a paru la plus logique, toutes les discussions qui s'élèvent actuellement sur le pouvoir pathogène de l'aspergillus fumigatus chez l'homme ne pouvant être résolues qu'après l'étude complète de la maladie, expérimentale ou non, chez les animaux. Les deux dernières parties nous retiendront assez longtemps; nous serons plus bref sur la mycose spontanée des animaux, non pas que la question offre moins d'intérêt, mais parce qu'elle est moins bien connue. Nous aurons grand soin de ne nous appuyer que sur des faits cliniques et expérimentaux indiscutables, pour ne laisser autant que possible aucun rôle aux hypothèses.

La mycose aspergillaire nous paraît une affection des plus intéressantes à des points de vue bien divers. Chez l'homme et chez les animaux, elle simule une série de maladies des plus communes, la tuberculose aiguë, la tuberculose chronique, les infections typhoïdes, les septicémies hémorragiques : elle prend à ces affections une partie de leurs symptômes, et dans bien des cas l'examen bactériologique seul peut les différencier. Elle possède une étiologie bien élucidée, puisque son parasite est assez répandu, et qu'on a pu déterminer les modes de la contagion, facile à éviter avec un peu de soin ; ce qui rend possible un traitement prophylactique rigoureux et même une thérapeutique rationnelle. C'est encore une maladie des plus curieuses de la pathologie générale : elle autorise le démembrement de la tuberculose, en créant des variétés qui y ressemblent par les lésions et en diffèrent totalement par le parasite ; elle permet un parallèle entre certains microbes et certains champignons.

D'ailleurs, en ce moment, l'étude des mycoses est partout à l'ordre du jour ; l'aspergillose trouve donc tout naturellement sa place à côté des teignes, du favus, du muguet, des streptothrix, et de l'actinomycose. Enfin, tout récemment, un auteur viennois, Josef Kremer, a prétendu que le cancer, le sarcome et la syphilis, sont produits, non par des bactéries, mais par des champignons dont la nature ressemble beaucoup aux aspergillus, et qui, dans une phase de leur polymorphisme de développement, prennent très nettement le caractère des aspergillus. Il les désigne sous le nom d'aspergillus du cancer et d'aspergillus de la syphilis. Si le fait est vérifié, on conçoit immédiatement quel champ immense se trouve ouvert à l'aspergillose (1).

(1) Josef Kremer, Ueber das Vorkommen von Schimmelpilzen bei Syphilis, Carcinom und Sarkom (*Centralblatt für Bakt. Parasitenkunde und Infekt.* 28 juillet 1896. T. II, p. 63).

ÉTUDE
SUR L'ASPERGILLOSE
CHEZ LES ANIMAUX ET CHEZ L'HOMME

PREMIÈRE PARTIE
ASPERGILLOSE SPONTANÉE DES ANIMAUX

CHAPITRE I
HISTORIQUE.

C'est en 1815 que, pour la première fois, A.-C. Mayer (1) observe des moisissures dans les bronches, les sacs aériens et les poumons d'un geai. L'année suivante, pareille observation est rapportée par Jæger (2) dans les voies veineuses d'un cygne : il s'agissait de moisissures vertes. Heusinger (3), en 1826, vit ces parasites s'étendre dans la cavité des os longs d'une cigogne. En 1827, des lésions franchement

(1) Mayer, Verschimmelung im lebendem Körper (*Archiv für Anat. und Physiol. v. J. F. Meckel*, 1815).

(2) Jæger, Ueber Enstehung von Schimmel im Innern der thier. Körpers (*Ibid.*, 1816).

(3) Heusinger, *Bericht v. d. königl. Zootom. Anstalt zu Würzburg*, 1826.

tuberculeuses sont constatées par Theile (1) dans les poumons d'un corbeau qui contenaient des moisissures de couleur verte. Owen (2), en 1833, décrit de semblables parasites dans les cavernes pulmonaires et les petites bronches d'un flamant.

Ce n'est qu'en 1841 que la première observation bien prise est relatée par Deslongschamps (3), chez un canard *eidèr* qui succomba à une affection de langueur après six mois de maladie : les bronches, les sacs aériens, les os du bassin et des membres supérieurs étaient tapissés d'une moisissure vert sale qui paraît avoir été certainement un aspergillus, très vraisemblablement l'aspergillus fumigatus.

La même année, Rousseau et Serrurier (4) ont trouvé une moisissure verdâtre chez une perruche morte de phtisie laryngée et pulmonaire ; ils firent les mêmes observations sur le pigeon et sur la poule. Müller et Retzius (5), en 1842, rencontrèrent dans les bronches et les sacs aériens d'un faucon une moisissure que leur description permet de rapporter au genre aspergillus. La même constatation est faite par Spring (6), en 1848, dans un des sacs aériens abdominaux d'un pluvier transformés en une tumeur blanchâtre, homogène, lardacée.

(1) Theile, *Heusinger's Zeitschr. für d. organ. Physik.*, 1827.

(2) Owen, *Philosophical Magazine*, 1833.

(3) Deslongschamps, *Ann. des sc. nat.*, juin 1841.

(4) Rousseau et Serrurier, *Comptes rendus de l'Acad. des sc.*, 1841.

(5) Mueller et Retzius, *Müller's Archiv für Anat. und Physiol.*, 1842.

(6) Spring, *Bull. de l'Acad. roy. des sc. de Belgique*, 1848, t. XV.

En 1853, dans son *Histoire naturelle des végétaux parasites*, Robin (1) rapporte une nouvelle observation chez un faisan mort de phtisie, et dont les tubercules contenaient des filaments mycéliens d'une moisissure qui couvrait les sacs aériens de fructifications : Robin pense qu'il s'agit d'un aspergillus, l'aspergillus nigrescens, et lui dénie tout pouvoir pathogène, ne voyant dans ce champignon qu'un vulgaire saprophyte.

Presque à la même époque, la première observation d'une mycose chez un mammifère, le cheval, est rapportée par Rivolta (2) qui a observé de nombreux fragments de mycélium dans le contenu purulent d'une tumeur du pharynx. En 1871, Gotti (3) constate chez le chien un catarrhe auriculaire dû à un aspergillus. En 1872, Hayem (4) a trouvé deux fois chez le canard des lésions pulmonaires ressemblant à celles de la pneumonie caséeuse et contenant des filaments mycéliens : à propos de cette observation, Carville (5), à la Société de biologie, rapporté que le professeur Bouchard avait remarqué des lésions analogues dans les poumons d'un perroquet dès 1866. Heusinger (6) a trouvé nettement dans le poumon d'un flamant un aspergillus.

Au même moment, Frésénius (7) décrivait dans le

(1) Robin, Histoire naturelle des végétaux parasites, 1853.
(2) Rivolta, *Il med. vet.*, 1857.
(3) Gotti, *Giorn. di an. fisiol. e patol. degli animali*, 1871.
(4) Hayem, *Soc. de biol.*, 1873, p. 295.
(5) Carville, *Soc. de biol.*, 1873 (même séance).
(6) Heusinger, *Ac. of nat. sc. of Philadelphia*, 1875.
(7) Frésénius, Beiträge zur Mycologie.

poumon d'une outarde un aspergillus, auquel il donna pour la première fois le nom d'aspergillus fumigatus, nom qui lui est resté par la suite.

En 1876, Pech (1) observe le parasite dans le poumon de sept chevaux qui avaient été nourris avec de la paille moisie. Zürn (2) fait la même remarque dans la trachée d'une vache. Nous citerons des cas d'aspergillose observés chez des pigeons par Bollinger (3), Generali (4) ,et causés par l'aspergillus nigrescens de Robin, ainsi que ceux de pneumomycose décrits chez le même animal par Kitt (5).

En 1884, un nouveau cas de mycose pulmonaire est rapporté par Martin (6) chez un cheval de quatre ans, mais le parasite n'a pu être nettement déterminé. La même année Perroncito (7) rapporte un cas d'aspergillose miliaire chez la poule, Rœckel (8) observe, aussi en 1884, chez une vache, une mycose aspergillaire pulmonaire, dont le parasite ne peut être classé. A la même époque, Röll (9), dans sa *Pathologie vétérinaire*, consacre quelques lignes à l'affection chez les animaux. En 1887, Bizard et Pommay (10) décrivent chez l'autruche des cas de

(1) Pech, *Preuss. Mittheil.*, 1875-1876.
(2) Zürn, *Berliner Archiv*, 1876.
(3) Bollinger, *Ærtzliches Intelligenzblatt*, 1878.
(4) Generali, Micosi delle vie aere nei colombi. Modena, 1879.
(5) Kitt, *Deutsch. Zeitschr. für Thiermed.*, 1881.
(6) Martin, *Jahresb. d. k. Centr. Thierarzneischülein München*, 1884.
(7) Perroncito, *Il med. vet.*, 1884.
(8) Roeckel, Pneumomycosis (*Zeitschr. für Thiermed.*, 1884).
(9) Röll, Pathol. vet., 1885.
(10) Bizard et Pommay, *Rec. de méd. vét.*, 1887 (analyse de Railliet).

mycoses, dont un de pseudo-tuberculose. En 1890, dans leur très remarquable communication au Congrès de Berlin, MM. Dieulafoy, Chantemesse et Widal (1) attirent l'attention sur les lésions tuberculeuses du plancher de la bouche des pigeons, lésions dues, selon ces auteurs, à l'aspergillus fumigatus. L'année suivante, Mazzanti (2) trouve dans le poumon d'un agneau, des tubercules à contenu puriforme renfermant des spores et du mycélium; mais l'espèce du parasite n'a pu être déterminée. En 1893, dans notre thèse de doctorat (3), nous rapportons des cas spontanés de mycose aspergillaire chez des pigeons. Cette même année, Goodall (4) observe chez le cheval une otite due à l'aspergillus nigricans.

En 1894, Lucet présente à la Société de médecine vétérinaire un travail extrêmement intéressant sur l'aspergillose des animaux domestiques, auquel nous avons fait de nombreux emprunts (5). Citons encore les travaux du même auteur sur un cas d'aspergillose chez le cheval et un mémoire présenté en 1896 à l'Académie de médecine, où en dehors des cas déjà rapportés par lui chez les animaux domestiques, il décrit l'histoire de la mycose aspergillaire dans les œufs en incubation.

(1) Dieulafoy, Chantemesse et Widal, *Congrès de Berlin*, 1890.

(2) Mazzanti, *Il moderno Zoiatro*, 1891.

(3) Rénon, Recherches clin. et exp. sur la pseudo-tub. asp., Thèse de Paris, 1893.

(4) Goodall, *Veterinary Journal*, 1893.

(5) Nous n'avons eu la première fois connaissance des travaux de M. Lucet que dans le numéro du *Bull. de l'Acad. de méd.* du

Outre un cas d'aspergillose chez une vache observé par Bournay, en 1895 (1), nous devons, en terminant, faire mention d'une revue très complète de Dubreuilh (2) sur les moisissures pathogènes, et des articles du livre de Neumann (3) sur les maladies non microbiennes des animaux.

Par toute cette longue énumération des diverses mycoses aspergillaires observées chez les animaux, on voit que les oiseaux sont atteints de préférence, l'affection se développpant aussi bien sur eux-mêmes que sur leurs œufs, tandis qu'elle est relativement beaucoup plus rare chez les mammifères. Outre cette différence de fréquence de la maladie chez les uns et

3 mars 1896 : la présentation de son travail s'y trouvait indiquée pour le prix Barbier.

Nous nous sommes alors directement adressé à M. Lucet qui, très obligeamment, nous a donné son mémoire en communication : une partie seulement en avait été publiée dans les rapports de la commission des prix de la Société de médecine vétérinaire (*Bull. de la Soc. centr. de méd. vét.*, 30 juin 1894 et 30 juin 1896). La partie expérimentale a été publiée le 30 août 1896 (AD. LUCET, Étude expérimentale et clinique sur l'aspergillus fumigatus (*Bull. de la Soc. centr. de méd. vét.*, 30 août 1896). D'ailleurs toutes les recherches de M. Lucet vont très prochainement paraître en un volume (AD. LUCET, De l'aspergillose chez les animaux domestiques et dans les œufs en incubation. Paris, Ch. Mendel), qui sera très probablement publié avant le nôtre.

Nous remercions bien vivement l'auteur de nous avoir laissé prendre connaissance de ses très remarquables et très intéressants travaux, qui sont, pour la plupart, la confirmation de toutes nos expériences sur l'aspergillose.

(1) BOURNAY, *Revue vét. de Toulouse*, 1895.

(2) DUBREUILH, *Arch. de méd. exp. et d'anat. pathol.*, 1891.

(3) NEUMANN, Traité des mal. paras. non micr. des animaux domestiques. Paris, 1892.

les autres, on note une grande diversité dans les symptômes et dans les lésions, ce qui justifie les divisions de cette partie de notre étude en trois grands chapitres :

1° Aspergillose des mammifères.

2° Aspergillose des oiseaux.

3° Aspergillose des œufs en incubation.

CHAPITRE II

ASPERGILLOSE DES MAMMIFÈRES.

Beaucoup plus rare et moins bien connue jusque dans ces dernières années que celle des oiseaux, l'aspergillose des mammifères vient d'être éclairée d'un jour tout nouveau par les travaux français de Lucet et Thary et Lucet, dont les cas, très bien observés, ont permis la description d'une des formes les plus intéressantes de l'affection : on la rencontre surtout chez la vache et le cheval.

A. — Étiologie.

C'est par l'alimentation que se fait ordinairement le contage, et surtout par les aliments réduits à l'état sec et couverts de poussières qui renferment des spores vivantes et virulentes d'aspergillus fumigatus, comme nous aurons longuement à l'expliquer dans la partie expérimentale de cette étude. Il est actuellement hors de doute que ces spores siègent sur les graines, les fourrages et les pailles, et si ces aliments n'en sont point débarrassés, s'ils sont donnés aux animaux non mouillés et desséchés, rien n'est plus facile que de concevoir leur entrée dans les voies respiratoires. Il suffit pour cela de leur mise en liberté dans la cavité buccale par suite des mouvements de mastication, et de leur aspiration dans le larynx, la trachée et les bronches au moment de l'inspiration. La contamination peut s'effectuer aussi par les litières composées de pailles humides et moisies provenant de la couverture de meules. Thary et Lucet (1) ont pu observer dans une même écurie une véritable épidémie d'aspergillose chez le cheval, due à cette cause d'infection ; sur quatre juments malades, une seule succomba.

Si les causes de contamination sont très générales, et les chances d'infection très grandes, il est certain que l'aspergillose est fait rare. Ici, comme pour les affections bactériennes, la question du terrain joue un rôle prédominant. Certains animaux prédisposés permettent plus facilement que d'autres la germination des spores dans leur organisme. Toutes les causes de débilitation accidentelle, pathologiques ou non, créent cette prédisposition et, parmi celles-ci, il faut noter la grande importance des affections des voies respiratoires. On doit aussi tenir compte de l'influence de la race, puisque, de tous les mammifères, ce sont jusqu'à présent la race équine et la race bovine qui sont le plus souvent atteintes.

(1) Thary et Lucet, Mycose aspergillaire chez le cheval (*Rec. de méd. vét.*, 15 juin 1895, p. 337).

B. — Anatomie pathologique.

Les lésions diffèrent essentiellement suivant que la marche est lente ou non, aiguë ou chronique, mais il est possible que dans les cas d'évolution rapide un état chronique antérieur ait précédé la phase terminale.

Forme lente. — Les lésions sont de deux sortes, tuberculeuses ou non, et portent sur les tissus, particulièrement sur les voies respiratoires, poumon ou bronches. Elles consistent essentiellement en des *tubercules*, sur l'histologie desquels nous insisterons très longuement à propos de l'aspergillose expérimentale, et en des lésions bronchiques.

Les tubercules ressemblent à s'y méprendre aux tubercules bacillaires de Koch ; ils peuvent siéger dans tous les organes, mais surtout dans les poumons dont ils atteignent les parties supérieures ou moyennes, les faisant adhérer plus ou moins à la plèvre pariétale et à la paroi thoracique. Ils sont durs comme des noisettes à la palpation, et présentent souvent à la coupe une cavité communiquant ou non avec les bronches, et tapissée « d'une sorte de gazon cryptogamique formé par une couche régulière d'un champignon d'aspect pulvérulent et de couleur verdâtre ». Ces productions tuberculeuses sont composées histologiquement de trois zones : une zone périphérique formée de tissu pulmonaire atélectasié en voie de sclérose, une zone moyenne formée de tissu conjonctif assez dense et une zone centrale composée de mycélium et de spores. Tel était le cas décrit par Bournay (1) chez une vache, cas considéré par l'auteur comme absolument primitif :

« Toutes les lésions sont commandées par une colonie d'aspergillus à leur centre, et nulle part on ne trouve trace d'aucune lésion ancienne ayant pu donner asile au parasite et lui permettre de végéter ainsi. »

D'autres fois, on observe, dans le tissu pulmonaire, des nodosités isolées, accompagnées d'une vaste hépatisation et d'une légère pleurésie fibrineuse.

Parfois on trouve des foyers caséeux ou calcifiés, de couleur verdâtre, beaucoup plus petits, du volume d'un pois, et qui contiennent du pus et du mycélium d'aspergillus fumigatus : telle était l'observation de Frank (2) chez une vache. Il y a presque toujours, alternant avec les tubercules, des foyers d'hépatisation pneumonique et de l'emphysème. Ces lésions tuberculeuses peuvent se rencontrer aussi dans l'intestin, où elles provoquent des ulcérations, ainsi que dans les ganglions mésentériques et dans le foie.

Dans les bronches il n'est pas rare d'observer des ulcérations recouvertes ou non de grosses touffes de mycélium, garni d'organes de fructifications, le tout reposant sur « une membrane blanche ou blanc

(1) J. Bournay, Pneumomycose aspergillaire chez une vache (*Revue vét. de Toulouse*, 1895, p. 121).

(2) Frank, *Deutsch. Zeitschr. für Thiermed. in vergl. Path.*, t. XVI, 1890, p. 291.

jaunâtre, épaissie, plissée, gondolée, adhérente à la muqueuse enflammée » (Lucet) (1).

Forme aiguë. — Dans les cas aigus, l'hépatisation pulmonaire ne fait jamais défaut et parfois il existe de l'infiltration et de la fonte purulente du poumon. Les parties saines sont souvent atteintes d'emphysème. « La muqueuse des bronches et de la trachée est souvent rouge, noirâtre, infiltrée de pus, et dans les reins, le foie, la rate, on peut voir toutes les altérations de la pyohémie et de l'infection septique » (Lucet).

Forme suraiguë. — Cette forme, observée par Lucet (2) chez la vache, et par Thary et Lucet (3) chez le cheval, est des plus curieuses.

Chez la vache la lésion dominante est l'hémorrhagie interstitielle généralisée; elle siège dans le tissu cellulaire sous-cutané, dans les masses musculaires profondes, dans le péricarde qui contient quelques centaines de grammes de sérosité rougeâtre. Dans le poumon, on constate des noyaux d'hépatisation hémorrhagique, atteignant parfois le volume du poing, ainsi que des ecchymoses sous-pleurales de grandes dimensions. La rate est parsemée de taches sanguines : les parois du rumen et de l'intestin grêle sont par

(1) LUCET, Étude expérimentale et clinique sur l'aspergillus fumigatus (*Bulletin de la Soc. centrale de méd. vét.*, 30 août 1896).

(2) LUCET, Études cliniques et expérimentales sur l'aspergillus fumigatus (*Bull. de la Soc. centr. de méd. vét.*, 30 juin 1894, p. 389 (Rapport de Kaufmann).

(3) THARY et LUCET, *loc. cit.*

places vivement congestionnées, noirâtres : il existe de la sérosité hématique dans la cavité péritonéale. L'examen du sang et de la pulpe des organes, les cultures, puis l'examen bactériologique ultérieur des coupes du poumon, de la rate, du tissu musculaire, firent voir dans toutes ces parties des masses sphériques qui furent reconnues d'une façon absolument démonstrative pour des spores d'aspergillus fumigatus. Il existait d'ailleurs des fragments de mycélium dans le poumon, siège d'un emphysème accusé, accompagné d'une bronchite assez intense.

Chez le cheval, Lucet et Thary ont observé, comme chez la vache, une hémorrhagie interstitielle généralisée, avec taches sanguines d'aspect sombre sur la plèvre, le poumon et le cœur, noyaux hémorrhagiques d'hépatisation pulmonaire, suffusions sanguines dans le péritoine et l'intestin, augmentation de volume et friabilité des reins. Ces organes montraient à la coupe un semis de petits points rouges de dimensions variables, et de nombreux infarctus hémorrhagiques : leur consistance était tellement molle « qu'ils se réduisaient en une pulpe sanguinolente sous la pression des doigts ». Le sang était noir, liquide, non coagulé. Seul le foie paraissait normal.

L'examen bactériologique de la pulpe, des organes et des coupes, ainsi que les cultures, firent voir comme plus haut qu'il s'agissait des spores d'une moisissure, l'aspergillus fumigatus.

Histologiquement, on put constater dans le poumon des lésions d'emphysème très marquées avec amincissement des parois alvéolaires et déchirures de quelques alvéoles : celles-ci sont par places remplies de globules rouges serrés les uns contre les autres et mélangés à des groupes de deux à dix spores. Dans les reins, il existe des noyaux plus ou moins volumineux de néphrite parenchymateuse. Ces noyaux, de grosseur inégale, de forme circulaire, sont formés de leucocytes à diverses périodes de leur développement, ce qui leur donne par endroits un aspect caséeux. Dans ces points, on constate la disparition des tubes urinifères ; quelques-uns persistent encore, mais ils sont infiltrés de globules blancs. Partout on ne trouve que des spores et nulle part du mycélium, quand on pratique l'examen bactériologique.

C. — **Symptômes.**

Les symptômes de l'aspergillose des mammifères peuvent varier selon les circonstances; mais on peut dire que, dans la majorité des cas, l'allure clinique est celle d'une maladie chronique des voies respiratoires, et on peut en décrire différents types :

a. Parfois on note simplement des signes de *bronchite chronique*, avec embarras de la respiration, toux plus ou moins quinteuse et persistante, jetage muqueux, râles secs ou humides à l'auscultation. Ces symptômes peuvent exister isolés ou s'accompagner d'emphysème pulmonaire. Ce dernier, dans quelques cas rares, est le seul stigmate de la maladie : on constate alors de l'irrégularité du flanc, de la toux quinteuse ou sèche et des râles sibilants.

D'autres fois ce sont les signes d'une *pneumonie catarrhale* qui dominent : la percussion révèle de la matité peu étendue, et l'auscultation du souffle ou des râles secs : la toux est courte, douloureuse, avortée, avec jetage et dyspnée plus ou moins vive.

Dans certains cas on observe des signes de *tuberculose*, comme dans le fait de J. Bournay (1) : cet auteur, chez la vache dont il rapporte l'observation, songeait tellement à cette affection qu'il eut l'idée de faire une injection de tuberculine, mais n'osa pas à cause de la gravité du cas.

Un point sur lequel la plupart des auteurs, Neumann (2), Friedberger et Fröhner (3), Bournay, Lucet, sont tous d'accord, c'est la marche progressivement envahissante de l'affection et sa terminaison par les symptômes les plus accusés de la phtisie pulmonaire. A ce moment les signes généraux sont très marqués, la température est élevée, le pouls rapide, l'appétit diminué ou complètement supprimé. La rumination fait totalement défaut, quelquefois elle n'est qu'incomplète et intermittente. Les poils deviennent ternes, l'amaigrissement fait des progrès constants, les animaux succombent épuisés, dans le marasme.

b. Dans certains cas, à la place de cette allure chronique, on peut, chez la vache (Lucet) et chez le

(1) J. Bournay, *loc. cit.*

(2) Neumann, *loc. cit.*, p. 595.

(3) Friedberger et Fröhner, Pathologie et thérapeutique spéciales des animaux domestiques (Trad. Cadiot et Ries), 1892, t. II, p. 228.

cheval (Thary et Lucet), observer une marche aiguë : elle répond aux lésions hémorrhagiques que nous avons décrites plus haut, et la maladie se présente sous la forme d'une véritable *septicémie hémorrhagique*, dont voici les principaux caractères :

Chez la vache, le début est brusque, par une toux sèche qui se rapproche de loin en loin pour devenir quinteuse et fréquente ; elle s'accompagne « de diminution de l'appétit, d'irrégularité de la rumination, d'abolition presque complète de la sécrétion lactée et d'un état de nonchalance très marqué ». L'état général devient bientôt mauvais ; la température rectale est de 39°4 et le pouls rapide, faible et petit, peut marquer jusqu'à 85 pulsations. A l'auscultation on peut percevoir des râles ronflants et sibilants disséminés dans l'étendue des deux poumons. Cette phase de bronchite peut s'améliorer, et pendant quelques jours on croit l'animal guéri. Mais bientôt des frissons apparaissent, accompagnés d'inappétence absolue. Le lendemain on constate de l'épistaxis, des taches ecchymotiques violacées et noirâtres sur le corps, surtout au pis et au ventre. La dyspnée devient excessive ; la percussion dénote de la matité, et dans les parties mates l'auscultation révèle l'abolition du murmure vésiculaire et des râles sibilants et ronflants. Le pouls est petit, rapide, incomptable : dans les points ecchymotiques on constate « des bosselures d'étendue variable, larges comme une pièce de cinq francs, comme la paume de la main, comme une assiette, indolores, de consistance pâteuse ». La mort survient le lendemain ou le surlendemain, cinq à six semaines après le début des accidents.

Chez le cheval, la maladie peut être suraiguë, foudroyante. Elle débute brusquement par un état de prostration extrême et des tremblements musculaires généralisés. Le respiration devient difficile, courte : le pouls est petit, misérable, impossible à compter. La conjonctive est injectée. les naseaux sont dilatés, un jetage sanguinolent s'échappe des narines. « La peau est couverte de sueur, les extrémités sont froides, le moindre déplacement occasionne de la plainte : les reins sont raides : la miction est difficile, hématurique. Le thermomètre marque 41 degrés. Le murmure respiratoire a fait place en de nombreux points à des râles humides : la sonorité de la poitrine a disparu, mais il n'y a pas à proprement parler de la matité. Celle-ci n'apparaît que le deuxième jour, mais elle est circonscrite à des régions irrégulières, très limitées » (Thary et Lucet). La mort arrive à la fin du second jour avec ces symptômes de pneumonie et de néphrite infectieuses à marche suraiguë.

Trois chevaux de la même écurie furent atteints de la même affection, mais les symptômes furent beaucoup moins graves, et ils purent guérir.

D. — Diagnostic.

Dans les formes suraiguës le diagnostic de l'aspergillose paraît impossible pendant la vie, si l'on n'a pas l'idée d'examiner la sérosité sanguinolente du jetage.

Dans les formes chroniques le diagnostic est beaucoup plus aisé parce qu'il est plus facile d'y songer, mais ce n'est encore que par l'examen bactériologique du jetage qu'il peut être définitivement établi. Cette recherche comporte l'examen microscopique direct, et les cultures.

L'examen microscopique sera fait après avoir mélangé une goutte du jetage à une goutte d'une solution de potasse à 15 ou 20 p. 100, comme le recommande Lucet : les spores et le mycélium, quand il existe, deviennent alors très visibles. On peut aussi employer d'autres procédés tels que la coloration à la safranine et à la thionine qui nous ont donné d'excellents résultats chez l'homme, et dont nous aurons à parler dans la seconde et la troisième partie de cet ouvrage.

Nous insisterons également longuement plus loin sur les cultures : disons cependant que l'examen du jetage à ce point de vue peut se faire par ensemencement sur liquide de Raulin, d'après notre procédé que nous ne saurions trop recommander ; on peut employer encore d'autres milieux, mais des milieux acides sont indispensables pour différencier le champignon d'avec les bactéries. A l'étuve, à 37 degrés, on obtient de belles cultures d'aspergillus fumigatus avec lesquelles on pourra reproduire l'aspergillose expérimentale sur les animaux, puis de nouvelles cultures, preuves absolues du diagnostic.

Dans cet examen il faut signaler une cause d'erreur chez les animaux, et dont on n'aura guère à s'occuper chez l'homme, c'est la possibilité de prendre pour la cause de la maladie les spores provenant des aliments. Lucet a bien fait voir qu'il suffit en général, pour éviter cette cause d'erreur, de nourrir les animaux pendant quelques jours avec des aliments humides.

Avec M. V. Drouin, répétiteur à l'École d'Alfort, nous avons observé, chez un cheval, une mycose sous-cutanée extrêmement curieuse, dont il nous a été impossible de préciser la nature d'une manière absolue : il est possible qu'il s'agisse d'aspergillose. En raison de cette hypothèse et de la rareté du fait, nous croyons devoir citer entièrement, à propos du diagnostic de l'aspergillose spontanée des mammifères, la note que nous avons publiée sur ce cas à la *Société de biologie* (1) :

Nous venons d'observer sur un cheval une généralisation néoplasique sous-cutanée, se rapprochant, par certains caractères, de la botryomycose, mais en différant essentiellement par la nature du parasite qui lui a donné naissance.

I. — La maladie se traduit par des néoformations fibreuses massives, développées sur la nuque, le long du bord supérieur de l'encolure, à la pointe de l'épaule et à la région inguinale. En l'espace de deux mois, elles ont acquis par places le volume de la tête

(1) V. Drouin et Rénon, Note sur une mycose sous-cutanée innommée du cheval (*Soc. de biol.*, 25 avril 1896).

humaine. Toutes sont le siège d'un *prurit extrêmement violent*. La peau est très adhérente à leur surface. De nombreuses fistules viennent aboutir à l'extérieur, donnant issue à un pus de bonne nature et à odeur particulière : la tumeur de l'aine renferme un abcès de 2 litres environ. Le doigt, introduit dans les fistules, rencontre sous une couche plus ou moins épaisse de substance conjonctive des végétations rugueuses, dures, mamelonnées, très nettement différentes du tissu qui les entoure.

Dans certains points, ces productions végétantes parasitaires apparaissent à l'extérieur; on peut alors en suivre le développement. Dans l'espace de quinze jours, la granulation, d'abord miliaire, acquiert le volume d'une noisette, d'une noix et même davantage. Les tumeurs extirpées ne récidivent jamais, si l'on a soin de faire disparaître du champ opératoire toutes les productions végétantes parasitaires qui tranchent par leur teinte jaune verdâtre sur la couleur nacrée du tissu sain. *Dans les points où l'extirpation des parasites n'a pas été complète, la récidive est certaine.*

Sur une coupe d'ensemble examinée à l'œil nu, il est facile de se rendre compte que la couche réticulaire du derme et le tissu conjonctif sous-cutané se sont fusionnés pour former une épaisse couche scléreuse. De places en places, on trouve la section des productions parasitaires, parfaitement libres de connexions vasculaires avec le tissu néoplasique, et faciles à énucléer : isolées, elles se montrent sous la forme d'une masse jaunâtre, dure, rugueuse, très anfractueuse à sa surface, et d'un volume variable, depuis celui d'une tête d'épingle, jusqu'à celui du pouce ; elles présentent à la coupe une résistance spéciale.

II. — Tel est l'aspect extérieur de ces productions néoplasiques : l'examen histologique et bactériologique nous a convaincus de leur origine mycosique que les caractères cliniques nous faisaient déjà pressentir.

Des coupes ont été faites sur trois ordres de fragments, dans la lésion à l'état adulte (productions végétantes parasitaires), dans la lésion au cours de son évolution, dans la lésion à son début : elles ont été colorées par la thionine, par la méthode de Gram et celle de Weigert.

A. *Dans les productions végétantes parasitaires*, l'ensemble de la coupe se montre formé de tissu embryonnaire très dense, composé d'éléments fixes du tissu conjonctif et de très nombreux éléments migrateurs, leucocytes mono et surtout polynucléés serrés les uns contre les autres. A la périphérie, on note un processus de désintégration très net : aux éléments embryonnaires, succède une zone fibrineuse par endroits, caséeuse par d'autres, et qui s'effrite en fragments de plus en plus petits. Au milieu de ce tissu en voie de destruction, on retrouve des parties de glandes et des poils sectionnés de diverses façons et dont quelques-uns se désagrègent aussi : par places il existe des fissures qui s'enfoncent au centre de la tumeur. Toute la zone périphérique et toutes les parties émiettées, colorées en rouge violet par la thionine, se sont montrées composées d'*amas microbiens d'infection secondaire* (staphylocoques, streptocoques, bactéries diverses) ; les parties de la zone fibreuse et caséeuse qui ne sont point envahies par ces microbes sont infiltrées de *rameaux de mycélium ramifié*, colorés en bleu et en bleu violet par la thionine : c'est dans ces points seulement qu'on les rencontre, mais ils y sont en grande quantité : il est impossible de les déceler dans ces coupes par la méthode de Gram et celle de Weigert, qui n'ont mis en lumière que les microbes.

B. Dans les parties malades en cours d'évolution, *productions parasitaires enclavées dans le tissu scléreux*, la limite entre ces deux parties est très nette : le tissu sous-cutané, beaucoup plus fibreux qu'à l'état normal, se continue brusquement avec le tissu néoformé composé ici, comme plus haut, d'éléments embryonnaires : par places, on y constate un processus très net d'endartérite et de périartérite qui rétrécit considérablement la lumière des vaisseaux. On ne trouve de *microbes* que dans les points terminaux des fissures communiquant avec la surface. Le reste de la coupe n'en contient pas : avec la thionine, on n'observe pas de mycélium. Sur une coupe colorée par la méthode de Weigert, nous avons pu constater la présence de *quelques filaments mycéliens* réunis en faisceaux et sectionnés par le rasoir à leurs deux extrémités, et dans un endroit de la préparation, *un fragment très nettement ramifié de mycélium*, ce qui nous fait supposer que ce dernier n'existe pas seulement à la périphérie des productions végétantes, mais que toutes les parties malades doivent en être infiltrées, bien que nous n'ayons pu le colorer.

C. Dans les lésions du début, *sans productions parasitaires*, en dehors du processus artériel déjà signalé, nous n'avons observé que quelques cellules migratrices éparses au milieu du tissu fibreux : par les procédés de coloration employés, nous n'avons pu y déceler *ni microbes, ni mycélium*.

L'examen du pus par cultures sur bouillon peptonisé, gélose, gélatine et pomme de terre, nous a révélé la présence des microbes banals de la suppuration, staphylocoques, streptocoques et bactéries indéterminées.

Des fragments des parties végétantes parasitaires ont été ensemencés sur deux sortes de milieux, milieux de cultures ordinaires, et tubes de liquide de Raulin qui devaient servir à la différenciation des bactéries d'avec les champignons.

a. Sur les milieux ordinaires (gélose, gélose glycérinée, gélose au liquide de Raulin, gélatine), nous avons obtenu des colonies de staphylocoques blancs et dorés, de streptocoques, de levure rose et de tétragène. Sur pomme de terre, les mêmes microorganismes se sont développés; mais nous avons en plus noté la présence de points blanchâtres d'aspect lichénoïde, au bout de quinze jours de séjour à l'étuve à 37 degrés : réensemencées sur divers milieux, ces plaques blanches n'ont fourni aucune culture : examinées au microscope, elles n'ont donné aucune image nette de parasite.

b. Six fragments ont été ensemencés chacun dans un tube de liquide de Raulin, et ont séjourné pendant trente-cinq jours à l'étuve à 37 degrés.

Deux tubes sont restés stériles.

Un tube a donné du *mycélium* aux dépens de la partie ensemencée ; ce mycélium s'est arrêté au bout de dix jours dans son accroissement et n'a pas gagné la surface du liquide.

Un tube a donné de la même façon du *mycélium* : ce dernier, arrivé à la surface du liquide, a permis le développement d'une levure qui a envahi rapidement tout le tube. Ensemencée sur pommes de terre et sur gélose, cette levure a donné une traînée humide blanchâtre. Y a-t-il simple coïncidence ou relation directe de cause à effet entre le développement du mycélium et celui de la levure ? C'est ce que nous ne pouvons en aucune façon affirmer.

Deux tubes ont donné, aux dépens de la partie ensemencée, du *mycélium* qui s'est couvert à la surface du liquide de fructifications caractéristique d'aspergillus fumigatus, dont l'action pathogène a été vérifiée sur deux lapins morts avec les lésions rénales classiques de l'aspergillose. Les reins ensemencés sur liquide de Raulin ont reproduit des cultures d'aspergillus fumigatus.

De tous ces examens il nous semble naturel de conclure à l'existence d'une mycose sous-cutanée accompagnée d'infections secondaires microbiennes.

Cette mycose est-elle primitive? Est-elle secondaire elle-même? En raison de la présence du mycélium dans le tissu en pleine évolution, il nous semble plus plausible d'admettre, non sans réserves, il est vrai, la première hypothèse. Quant à la nature de cette mycose, nous ne pouvons rien affirmer. Il ne s'agit, certainement, ni de botryomycose, ni d'actinomycose, ni de cette infection curieuse à blastomycètes récemment décrite par Tokishige chez le cheval (1). M. Eugène Bodin a examiné nos coupes et nous a affirmé que notre mycélium n'avait aucune ressemblance avec celui du favus et du tricophyton. S'agirait-il d'aspergillose?

Nous avons obtenu deux cultures positives d'aspergillus fumigatus sur liquide de Raulin : le mycélium des parties végétantes parasitaires présente une grande analogie avec le mycélium observé dans l'aspergillose expérimentale du lapin ; mais les fragments ensemencés ont été certainement en contact avec la litière du cheval, et les résultats des cultures ne peuvent avoir ici la même rigueur que lorsqu'il s'agit d'organes internes ou de sécrétions provenant de viscères profonds.

E. — **Pronostic.**

Le pronostic est très grave, la mort étant la terminaison presque naturelle de l'affection. Le traitement est identique, que l'on ait affaire aux mammifères ou aux oiseaux ; nous en parlerons à propos de l'aspergillose spontanée des oiseaux.

(1) H. Tokishige, Ueber pathogene Blastomyceten (*Centralb. für Bakt. Parasit. und Infekt.*, nos 4 et 5, 5 février 1896, p. 105).

CHAPITRE III

ASPERGILLOSE DES OISEAUX.

Plus fréquente, plus répandue et mieux connue que l'aspergillose des mammifères, celle des oiseaux a presque toujours été rencontrée chez le canard, l'oie, la poule, le pigeon, le faisan, l'outarde, le cygne, le flamant, le geai, le pluvier doré.

A. — Étiologie.

L'étiologie ne diffère pas de celle rapportée plus haut; mais à cause de la fréquence plus grande de l'alimentation des oiseaux par les graines, et en raison de la présence souvent constatée des spores de l'aspergillus fumigatus sur ces graines, on conçoit que la contamination soit beaucoup moins rare, la notion de prédisposition y tient moins de place, et quand les animaux sont exposés à l'infection, le parasite suit son développement régulier, favorisé dans son évolution par la température élevée des oiseaux, la présence de leurs sacs aériens et la disposition si particulière de leur tissu osseux.

Ce sont les spores situées à la surface des graines

qui sont entraînées dans la trachée et les bronches par les mouvements de déglutition, surtout lorsque les aliments sont secs. Dans des cas exceptionnels l'apport est direct par un corps étranger implanté dans une bronche. MM. Dieulafoy, Chantemesse et Widal (1) ont observé un fait de ce genre chez un pigeon dont une bronche contenait une graine alimentaire formant le centre de l'infiltration mycosique du poumon. Nous avons remarqué que les pigeons gavés avant d'être vendus étaient plus atteints que les autres : dans ce cas il faudrait incriminer le gavage, qui faciliterait la contagion en faisant passer par la cavité buccale un nombre de graines beaucoup plus grand que n'en comporte l'alimentation normale.

B. — Anatomie pathologique.

Les lésions peuvent siéger dans la cavité buccale, dans la trachée, les bronches, les poumons, dans le foie, plus rarement dans l'œsophage, l'intestin, les reins. Chez les pigeons, on observe sur le plancher de la bouche « un chancre » qui, selon MM. Dieulafoy, Chantemesse et Widal, consiste « en un nodule blanchâtre d'apparence caséeuse, du volume d'un pois à celui d'une petite noisette ».

Dans les poumons la lésion est essentiellement *tuberculeuse*, composée de granulations isolées ou

(1) DIEULAFOY, CHANTEMESSE et WIDAL, Une pseudo-tuberculose mycosique (*Congrès de Berlin*, 1890 et *Gaz. des hôp.*, 1890, p. 821).

agglomérées, dures ou caséeuses, présentant parfois des blocs d'infiltration tuberculeuse, analogues aux lésions bacillaires de Koch; tels étaient les cas observés par le professeur Bouchard (1) chez le perroquet, et par M. Hayem (2) chez le canard. Cet aspect tuberculiforme se retrouve dans le foie, dans l'intestin, les reins, le mésentère : nous aurons l'occasion de faire de ces états une description macroscopique et microscopique complète en parlant du tubercule aspergillaire expérimental.

Mais chez les oiseaux les lésions les plus importantes siègent dans les bronches et les sacs aériens, où le parasite s'étale en pleine évolution. Dans les sacs aériens, on observe d'énormes touffes d'une moisissure vert foncé reposant sur une des faces de ces sacs par une *plaque membraneuse*, d'une teinte blanc jaunâtre; ces touffes se composent d'un abondant mycélium blanchâtre qui donne naissance à des rameaux fructifères chargés de spores vertes : le même aspect peut exister sur la trachée, les bronches et la plèvre, comme nous avons eu l'occasion de l'observer chez le pigeon (3). Les spores, au lieu d'être vertes, sont quelquefois légèrement brunâtres. Lucet a trouvé ces productions membraneuses sur le diaphragme, sur l'œsophage, dans le tissu cellulaire de la région du cœur et dans la cavité abdominale d'une jeune oie;

(1) BOUCHARD, *Soc. de biol.*, 1873, p. 295 (discussion Carville).

(2) HAYEM, Pneumomycose du canard (*Bull. de la Soc. de biol.*, 1873, p. 295 à 300).

(3) RÉNON, Recherches clin. et exp. sur la pseudo-tuberculose aspergillaire. Thèse de Paris, 1893, p. 43.

elles ne se composaient alors que de mycélium sans rameaux fertiles.

Histologiquement ces lésions membraneuses, non tuberculeuses, comprennent le tissu propre de la muqueuse ou de la séreuse infiltrée par un exsudat fibrineux englobant de très nombreux leucocytes. Sur ce tissu revenu à l'état embryonnaire, on observe une membrane compacte, sans trace d'organisation dans ses parties centrales et tapissée d'un feutrage très abondant de mycélium ; du côté libre les fragments de mycélium sont plus gros et donnent naissance à des têtes sporifères chargées de spores.

C. — **Symptômes.**

Le début de l'affection passe en général inaperçu, et ce n'est qu'à la période d'état que la maladie prend une réelle individualité. L'attention est attirée par des symptômes pulmonaires. La respiration des animaux, courte et rapide, s'accompagne d'un ronchus surtout sensible à l'expiration ; elle devient très pénible, souvent suffocante et stertoreuse, parfois « semblable à celle qui caractérise la présence du ver rouge dans la trachée des gallinacés » (Lucet).

L'appétit diminue, disparaît ensuite et les signes généraux s'accusent : c'est d'abord un amaigrissement progressif, qui peut aller jusqu'aux plus extrêmes limites : le plumage devient terne, hérissé et sale. Les oiseaux se tiennent à peine sur leurs pattes, somnolents, les ailes tombantes, rétractés en boule.

Atteints souvent de diarrhée fétide, les muqueuses pâles et anémiées, fébricitants, ils succombent dans une cachexie profonde.

La *marche* est fatalement progressive et il n'existe pas de rémission.

La *durée* peut être courte, de quelques jours ; dans les cas chroniques, l'affection peut se prolonger pendant plusieurs mois.

En dehors de la forme que nous venons de décrire, et qui correspond à l'aspergillose pulmonaire des oiseaux, il y a lieu de mentionner, d'après Lucet, deux autres variétés, l'*aspergillose des sacs aériens*, et l'*aspergillose des articulations*. Dans la première, il n'existe pas de symptômes respiratoires, et ce sont les troubles généraux, surtout d'amaigrissement continu et progressif, qui donnent l'éveil. Dans la seconde on observe presque toujours une boiterie marquée qui rend la marche impossible, et qu'accompagne un gonflement intense des articulations.

D. — **Diagnostic.**

Le diagnostic est beaucoup moins aisé que chez les mammifères en raison de la difficulté de l'examen bactériologique des sécrétions. Dans la plupart des cas, c'est avec la tuberculose et surtout avec les infections vermineuses qu'il doit être fait ; mais pour cela, la recherche du parasite est absolument indispensable.

E. — Pronostic.

Le pronostic est aussi grave que chez les mammifères, peut-être plus, par suite de la facilité avec laquelle les oiseaux contractent l'aspergillose. Si l'on était assuré du diagnostic, il y aurait lieu d'essayer le traitement médicamenteux qui a donné quelques résultats expérimentaux appréciables.

F. — Traitement de l'aspergillose spontanée des mammifères et des oiseaux.

Nous avons réuni en un seul chapitre le traitement de cette affection, car il ne diffère en rien, quelle que soit l'espèce animale contaminée. Le traitement comprend une prophylaxie rigoureuse et une thérapeutique médicamenteuse intéressante.

Il importe tout d'abord d'éviter la contamination, ce qui est possible en supprimant les aliments, pailles, fourrages, graines, avariés et moisis, en changeant régulièrement la litière des animaux, en aérant, ventilant, et nettoyant avec grand soin les écuries. Il serait aussi très prudent de priver les graines et les fourrages des poussières qui leur adhèrent, ou de les mouiller, excellents moyens pour éviter l'introduction des spores dans les voies respiratoires.

Si dans une même écurie ou dans une même basse-cour, une épidémie s'est déclarée, l'isolement des animaux atteints s'impose le plus vite possible, ainsi que la désinfection des locaux contaminés.

Contre l'affection, le traitement révulsif est indiqué dans toute sa rigueur ; dans les formes septicémiques suraiguës on y associera l'usage des antiseptiques généraux et de la strychnine. Enfin, il est permis aujourd'hui, grâce aux résultats expérimentaux obtenus chez les animaux, d'opposer à la maladie une thérapeutique rationnelle presque spécifique. Par l'emploi quotidien de l'iodure de potassium nous avons pu obtenir une survie considérable chez des lapins inoculés avec des spores de l'aspergillus fumigatus (1). Lucet ayant constaté les mêmes résultats avec l'iodure et l'acide arsénieux, ces deux médicaments, surtout l'iodure, nous semblent appelés à rendre dans l'aspergillose comme dans l'actinomycose, les plus grands services.

(1) Rénon, De la résistance des spores de l'aspergillus fumigatus (*Soc. de biol.*, 9 février 1895).

CHAPITRE IV

ASPERGILLOSE DES ŒUFS EN INCUBATION.

En dehors d'un travail de Dareste (1), qui pense avoir trouvé une aspergillus dans les moisissures des œufs en incubation, et de la thèse de Stephen Artault (2), qui relate certaines mycoses des œufs frais inoculés par effraction, c'est à Lucet (3) que nous devons le travail le plus complet sur la question. Nous rapporterons presque entièrement cette étude basée sur des cas spontanés de mycose d'œufs de canard en incubation.

A. — Symptômes.

Un meunier qui élevait habituellement avec succès des canards domestiques vit pour la première fois vingt canetons seulement naître d'une couvée d'une

(1) Dareste, Recherches sur le développement des végétations cryptogamiques à l'extérieur et à l'intérieur de l'œuf de poule (*Comptes rendus de l'Acad. des sc.*, 1892).

(2) Stephen Artault, Recherches bactériologiques, mycologiques, zoologiques et médicales sur l'œuf de poule et ses agents d'infection. Thèse de Paris, 1893.

(3) Lucet, Sur la mycose des œufs en incubation (*Bull. de la Soc. centr. de méd. vét.*, rapport de O. Larcher, 30 juin 1896, p. 369).

centaine d'œufs. Les canes de la basse-cour, qui fournissaient les œufs, étaient toutes bien portantes, et les œufs eux-mêmes très sains d'apparence, avaient été fraîchement recueillis. Ils étaient placés sous des poules très bonnes couveuses. Les nids se composaient de paniers d'osier qui avaient déjà servi à cet usage et dont le fond était garni de paille de blé et d'avoine, provenant de la récolte précédente, souvent renouvelée. Tous les soins pris en pareille circonstance ont été donnés comme d'habitude, et, malgré cela, les œufs soumis à l'incubation « ont moisi intérieurement » pour la plupart, les uns dès les premiers jours, les autres un peu plus tard. Quelques rares canetons ont pu éclore, et, parmi ceux-ci, quelques-uns nés chétifs et malingres, n'ont pas tardé à succomber.

Appelé chez le meunier, Lucet procéda immédiatement à l'inspection des nids. Deux couvées étaient en incubation, et déjà neuf des œufs, trouvés moisis, avaient été retirés. Un mirage pratiqué séance tenante permit de constater que sur les œufs restants, cinq étaient encore tachés intérieurement au niveau de la chambre à air, bien que leur aspect extérieur parût normal. Un mirage plus approfondi fit reconnaître quelques différences entre ces cinq œufs. Ceux qui avaient été le plus récemment soumis à l'incubation, encore assez transparents, laissaient apercevoir dans leur partie moyenne, près de la périphérie, la tache embryonnaire, opaque, assez grande, immobile, fixée au vitellus, et présentant quelque ressemblance avec une grosse araignée : à leur gros bout, dans la chambre à air, on aperçut une tache noire immobile, complètement opaque. Les œufs les plus avancés en incubation avaient perdu toute transparence sur la plus grande partie de leur étendue, en raison du développement plus marqué de l'embryon, et au niveau de leur chambre à air, plus grande que dans les premiers œufs, il était facile d'observer une tache comme chez ces derniers, mais beaucoup plus grosse.

En cassant la coquille de tous ces œufs, la tache constatée au mirage se trouvait constituée par une moisissure verte ou vert fumé : dans les uns, elle siégeait uniquement sur le feuillet externe de la membrane coquillière ; dans les autres, elle s'étendait jusque sur son feuillet interne. L'embryon était mort, mais ne présentait aucune trace de putréfaction : on notait seulement une odeur spéciale de moisi.

Le meunier remit encore à Lucet neuf autres œufs de cane en incubation, dans lesquels on trouvait au mirage la tache mycosique, ainsi que deux canetons nés dans des œufs moisis et morts l'un le lendemain, l'autre le troisième jour après l'éclosion.

B. — **Anatomie pathologique.**

L'autopsie des deux canetons fit voir dans le foie de l'un une tache blanchâtre de la grosseur d'une lentille, entourée d'une aréole inflammatoire, et chez l'autre, dans le même organe, deux noyaux un peu plus petits de même teinte et de même aspect.

Examiné bactériologiquement, le champignon trouvé dans les coquilles ne parut être autre que l'aspergillus fumigatus : ses cultures sur les milieux appropriés, ainsi que son inoculation aux lapins, ne firent que confirmer cette opinion. Les lésions des canetons étaient de même nature et de même origine, comme le démontrèrent l'examen microscopique et les cultures.

En pratiquant des coupes sur des fragments de coquilles fixées par l'alcool et décalcifiées, Lucet, après l'emploi du carmin et de la méthode de Weïgert, put voir à un faible grossissement « une véritable forêt de rameaux mycéliens, fertiles, dressés sur la face libre de la membrane coquillière, et une masse compacte, feutrée de mycélium rampant et infiltrant toute l'épaisseur de cette membrane, et pénétrant dans tous les interstices de la trame albuminoïde de la coquille ». A un plus fort grossissement, dans les points où ce feutrage était moins serré, il put constater d'abondantes petites granulations « qui semblaient être les éléments propres du tissu sur lequel le champignon s'était développé ».

L'étude histologique du foie des canetons permit de constater que les altérations étaient constituées par « des amas leucocytiques avec quelques fragments mycéliens ».

C. — Étiologie. — Pathogénie.

Lucet, par une série d'expériences ingénieuses, a recherché la cause de cette infection des œufs en incubation.

Il a tout d'abord écarté l'hypothèse de la contamination dans le corps de la pondeuse, avant l'expulsion par l'oviducte, et cela, parce que les canes étaient en excellente santé, que la moisissure était rigoureusement la même dans une centaine d'œufs pondus par des femelles différentes, et que la date d'apparition de la mycose dans les œufs était des plus irrégulières. L'auteur a pensé que les pailles du nid seules devaient être incriminées, car ces pailles, comme il l'a démontré, contenaient à leur surface des spores d'aspergillus fumigatus.

De toutes ces recherches sur la contamination des œufs par les spores, il a pu donner les conclusions suivantes :

Lorsque leur coquille est intacte et propre, les œufs en incubation ne paraissent pas susceptibles de moisir, même quand ils reposent sur des substances auxquelles adhèrent en très grand nombre des spores d'aspergillus fumigatus.

On obtient encore un résultat négatif quand, à l'aide d'un pinceau ou du doigt, on imprègne la coquille intacte et propre des œufs en incubation d'une énorme quantité de spores d'aspergillus fumigatus.

Ce même résultat négatif est encore obtenu, quand

pour faire cette imprégnation de la coquille et rendre l'adhérence des spores plus intime, on fait intervenir l'aide d'un liquide indifférent, tel que l'eau distillée.

Par contre, on obtient des résultats presque à coup sûr positifs, si l'on remplace l'eau par une substance dans laquelle les spores d'aspergillus fumigatus sont susceptibles d'évoluer, telle que la gélose, la gélatine, les corps gras.

Pour obtenir une inoculation presque à coup sûr certaine, il suffit même d'étendre sur les œufs en expérience une couche excessivement mince de graisse quelconque, beurre frais, beurre fondu, axongue, puis de placer les œufs sur un lit de spores.

Cette infection des œufs en incubation, facile à produire si l'on prend soin de badigeonner leur coquille d'un corps gras quel qu'il soit, est obtenue très rapidement, elle peut avoir lieu par un point quelconque de leur périphérie.

Tous les résultats expérimentaux que nous venons d'énoncer nous font bien comprendre le mécanisme de l'introduction du champignon dans l'œuf, non par effraction de la coquille, mais par la membrane calcaire saine elle-même. Les spores maintenues à leur surface par un corps gras commencent à s'y développer, la température produite par le corps de la pondeuse étant extrêmement favorable à leur germination, et ce sont les ramaux de ce mycélium tout jeune qui pénètrent dans la chambre à air. Les couveuses elles-mêmes, à l'aide de leurs plumes enduites de substances organiques, réalisent ces conditions : en retournant leurs œufs, elles mettent toute leur surface, qu'elles viennent ainsi d'imprégner, en contact avec la paille du nid qui, si elle est moisie, contient des spores d'aspergillus fumigatus et explique fort bien la contamination.

D. — **Traitement.**

De toutes ces données expérimentales et de leur interprétation, Lucet a tiré des conséquences pratiques pour éviter l'infection des œufs.

Il importe de ne mettre à couver que des œufs propres et intacts, de ne faire les nids qu'avec des substances non poussiéreuses, non avariées et non moisies, ou mieux de stériliser celles qui serviront à les former : quand on trouve dans une couvée un œuf moisi, il est tout indiqué de changer immédiatement les nids de toutes les pondeuses. Avec toutes ces précautions on n'aura guère d'insuccès à déplorer.

CHAPITRE V

CONSIDÉRATIONS GÉNÉRALES SUR L'ASPERGILLOSE SPONTANÉE DES ANIMAUX.

Tout ce que nous venons de relater met bien en lumière l'importance de l'action pathogène de l'aspergillus fumigatus chez les animaux : les mammifères ainsi que les oiseaux peuvent y succomber. Avec le perfectionnement des méthodes bactériologiques et la connaissance plus approfondie de la maladie, d'autres espèces pourront en être reconnues atteintes à leur tour, alors qu'actuellement l'aspergillose est confondue avec une série d'affections dont elle emprunte une partie des symptômes.

En dehors de l'intéressante question du pouvoir nocif de ce champignon dans la série animale, il résulte de cette étude que, si la maladie se développe dans quelques cas secondairement à des lésions des voies respiratoires, dans la presque généralité des cas, elle est essentiellement primitive, et c'est le parasite qui est la cause de tous les désordres. Tous les auteurs sont d'accord sur cette particularité. Neumann dit formellement que « ce champignon est véritablement et primitivement pathogène » ; pour Bournay, c'est d'une « pneumomycose primitive » qu'il s'agit ; pour Lucet c'est « une affection spéciale, autonome, ayant sa gravité propre, parfois contagieuse, et même épizootique ».

Nous sommes loin de l'ancienne opinion de Spring (1) et Robin (2), qui ne faisaient jouer qu'un rôle saprophytique aux moisissures. Retenons ce fait, que chez l'animal l'aspergillose est en général primitive, et nous verrons comment cette notion nous permettra de jeter un jour nouveau sur l'aspergillose de l'homme lui-même.

(1) SPRING, Sur une mucédinée développée dans la poche aérienne abdominale d'un pluvier doré (*Bull. de l'Acad. roy. des sc. de Belgique*, 1848, t. XV).

(2) ROBIN, Hist. nat. des végétaux parasites. Paris, 1853.

SECONDE PARTIE

ASPERGILLOSE EXPÉRIMENTALE

CHAPITRE I

HISTORIQUE.

Les premières observations d'aspergillose expérimentale datent de 1869 et de 1870, époques auxquelles Grohe (1) et son élève Block (2) constatèrent que, si l'on injecte dans les veines d'un lapin une émulsion de spores de moisissures, les animaux succombent rapidement. Ces auteurs expérimentèrent avec des spores d'aspergillus glaucus, de penicillium glaucum et des levures : il paraît aujourd'hui certain que les lésions obtenues chez les animaux par ces injections, semis blanchâtres ayant toutes les apparences de tubercules et siégeant dans les reins et dans

(1) Grohe, Experimente über die Injection der Pilzsporen von Aspergillus glaucus und Penicillium glaucum in dem Blut und den serösen Säche (*Medicinische Verein zu Greifswald*, Sitzung von 7 August 1869, in *Berliner klin. Wochenschr.*, 1870, p. 8).

(2) Block, Beitrag zur Kenntniss der Pilzbildung in den Geweben des thierischen Organismus. Thèse de Stettin, 1870.

les muscles, n'étaient dues ni au penicillium glaucum, ni aux levures injectées, mais à un aspergillus qui, lui non plus, n'était pas l'aspergillus glaucus, mais bien l'aspergillus fumigatus, comme nous allons le démontrer par la suite.

En 1877, en injectant à des chiens et à des lapins, dans les veines ou dans le carotide des spores de penicillium glaucum, d'aspergillus glaucus, d'aspergillus niger, de mucor mucedo, de mucor stolonifer, de mucor racemosus, d'oïdium lactis, d'oïdium albicans, de levures et de botritis bassiana, Grawitz (1) n'a obtenu aucun résultat.

Sur deux cents expériences, pas un animal ne succomba; il attribua ses insuccès à une série de considérations inexactes (alcalinité du sang et des tissus, température trop élevée, insuffisance d'oxygène, action propre des cellules animales vivantes): l'explication est beaucoup plus simple : il n'avait très probablement injecté que du véritable aspergillus glaucus, non pathogène, alors que Grohe avait inoculé de l'aspergillus fumigatus qu'il avait pris à tort ob pour de l'aspergillus glaucus.

D'ailleurs, trois ans plus tard, Grawitz (2) obtint des résultats positifs avec l'aspergillus glaucus et le penicillium glaucum, et confirma de cette façon les expériences de Grohe et Block; mais il n'expliqua

(1) Gravitz, Beiträge zur systematischen Botanik der pflanzlichen Parasiten (*Virchow's Archiv*, 1877, t. LXX, p. 546).

(2) Gravitz, Ueber Schimmelvegetationen in thierischen Organismus (*Virchow's Archiv*, 1880, t. LXXXI, p. 355).

l'action pathogène des spores de ses cultures que par leur acclimatement aux milieux alcalins et aux températures élevées. C'était là une idée absolument fausse, ainsi que l'ont démontré Koch et Gaffky (1), qui pensèrent à leur tour que les cultures de Grawitz n'étaient pas pures, qu'il injectait une fois un champignon virulent, l'aspergillus glaucus, et une autre fois un champignou non virulent, le penicillium glaucum. Ce n'était là qu'une partie de la vérité.

Baumgarten et Muller (2), et surtout Kaufmann (3), commencèrent la dissociation de l'action pathogène des aspergillus; ils virent que l'aspergillus niger n'était pas virulent, qu'il se développait aux basses températures, tandis que l'aspergillus glaucus, poussant aux hautes températures, était le seul qui causât la mort des animaux, et que dans ses expériences Grawitz avec isolé par ses procédés de culture, tantôt l'aspergillus niger, tantôt l'aspergillus glaucus.

Lichtheim (4) fit faire un pas décisif à la question en affirmant que Koch, comme Grawitz, avait employé un mélange de champignons, les uns virulents, les autres non pathogènes, et surtout en démontrant d'une manière irréfutable que celui désigné par tous les auteurs sous le nom d'aspergillus glaucus com-

(1) Koch et Gaffky, *Mittheil. aus dem Kaiserl. Gesundheitsamtes*, 1881.

(2) Baumgarten et Muller, Versuche ueber accommodative Züchtung von Schimmelpilzen (*Berliner klin. Wochenschr.*, 1882).

(3) Kaufmann, Infection produite par l'apergillus glaucus (*Soc. des sc. méd. de Lyon*, 1882, in *Lyon méd.*, 1882, t. XXXIX, nos 4 et 10).

(4) Lichtheim, Ueber pathogene Schimmelpilze. Die Aspergillusmykosen (*Berliner klin. Wochenschr.*, 1882, p. 129, 147).

prenait en réalité deux espèces, l'une à grosses spores, inoffensive, l'aspergillus glaucus, l'autre presque de même couleur, à petites spores, très virulente, l'aspergillus fumigatus, de Frésénius : ces faits furent confirmés par de Bary (1).

En dehors d'un mémoire de Leber (2) sur les lésions oculaires produites chez les animaux pas l'aspergillus fumigatus, et des travaux sur d'autres aspergillus pathogènes, ceux de Gaffky et d'Huguemeyer (3) sur l'aspergillus flavescens, de Olsen et Gade (4) sur l'aspergillus subfuscus, d'Eidam (5) sur l'aspergillus nidulans, il nous faut arriver à un très important mémoire de Ribbert (6) pour acquérir de nouvelles notions sur la manière dont évolue l'aspergillus fumigatus dans les organes, et sur les réactions de défense qu'il y détermine.

En 1890, MM. Dieulafoy, Chantemesse et Widal posent de nouveau la question de l'aspergillose expérimentale en France, et dans notre thèse nous essayons d'élucider quelques points de son histoire. Signalons les faits intéressants rapportés par MM. Gaucher et

(1) De Bary, Morphol. und Physiol. der Pilze, 1883.

(2) Leber, Ueber die Wachsthumsbedingungen der Schimmelpilze im mensch. und thierisch. Körper (*Berliner klin. Wochenschr.*, 1882).

(3) Huguemeyer, Ueber Abschwächung pathogener Schimmel pilze. Thèse de Bonn, 1888.

(4) Olsen et Gade, *Nord. med. Archiv*, 1886, vol. XVIII, n° 9.

(5) Eidam, *Cohn's Beiträge zur Biologie der Pflanzen*, 1883, t. III, p. 392.

(6) Ribbert, Der Untergang pathogener Schimmelpilze im Körper. Bonn, 1887.

Sergent (1) à propos d'un cas chez un gaveur de pigeons, un travail très consciencieux de Kotliar (2) sur la recherche des toxines dans les cultures d'aspergillus fumigatus, puis tous les cas expérimentaux dont nous poursuivons l'étude depuis quatre années (3). Disons aussi qu'une partie du travail de Lucet (4) est consacrée à l'étude de l'aspergillose expérimentale.

(1) Gaucher et Sergent, Un cas de tuberculose aspergillaire simple chez un gaveur de pigeons (*Soc. méd. des hôp.*, 6 juillet 1894).

(2) Kotliar, Contributions à l'étude de la pseudo-tuberculose aspergillaire (*Ann. de l'Inst. Pasteur*, 25 juillet 1894).

(3) Rénon, *Communications à la Soc. de biol.*, 1895-1896.

(4) Ad. Lucet, Étude exp. et clin. sur l'aspergillus fumigatus (*Bull. de la Soc. centr. de méd. vét.*, 30 août 1896).

CHAPITRE II

L'ASPERGILLUS FUMIGATUS.

A. — Caractères botaniques.

Aujourd'hui que le polymorphisme des champignons est bien connu, il est assez difficile de classer l'aspergillus fumigatus, autrefois mis sans conteste dans la classe des mucédinées ; outre la reproduction asexuée par conidies, de Bary a pu, dans des cas très rares il est vrai, observer la reproduction sexuée par ascospores. Aussi cet auteur et Costantin (1) rangent-ils l'aspergillus fumigatus parmi les ascomycètes, et parmi ces derniers dans la classe des érysyphacées. Van Tieghem (2) et R. Blanchard (3) le classent aussi dans l'ordre des ascomycètes et dans la famille des périsporacées.

Il est essentiellement constitué à l'état adulte par un mycélium plus ou moins fourni, qui donne des rameaux stériles, rameaux cloisonnés et incolores, et des rameaux fructifères dressés, incolores ou légèrement colorés : ces derniers supportent les spores qui

(1) Costantin, Les mucédinées simples, 1888.

(2) Van Tieghem, Traité de botan., 1891, t. II, p. 1145.

(3) Raphael Blanchard, Parasites végétaux, à l'exclusion des bactéries (Traité de pathol. gén. du professeur Bouchard, t. II, p. 843).

prennent une couleur variable suivant les divers milieux sur lesquels elles sont ensemencées. Ces spores, petites, de 3 à 4 μ de diamètre, sont rondes, circulaires, complètement lisses. Elles reposent sur le réceptacle ou tête sporifère qui n'est qu'une partie du mycélium dressée et renflée en massue à son sommet, composé d'une seule cellule végétale non divisée. Le mycélium est formé d'hyphes alternes, courts, un peu dilatés à leurs extrémités.

D'ailleurs, pour se rendre mieux compte de la structure du champignon, il suffit d'ensemencer quelques spores en gouttes pendantes sur liquide de Raulin et de les laisser à l'étuve à 24 degrés. En faisant des observations régulières, on pourra suivre toutes les phases de leur développement. Deux heures après l'ensemencement, quelques-unes des spores commencent à augmenter de volume et leur protoplasma devient manifestement granuleux. Vers la quatrième heure, elles poussent un petit prolongement, ébauche du mycélium, qui devient plus nette deux heures plus tard, et commence déjà à se diviser en hyphes mis bout à bout. Ces segments nettement cloisonnés sont bien apparents huit heures après l'ensemencement. A la quatorzième heure, un des hyphes du mycélium, au lieu de ramper horizontalement dans le liquide de culture, se dresse perpendiculairement aux autres, se renfle en massue à son sommet et forme ainsi la tête sporifère. Celle-ci se recouvre vers la dix-septième heure, dans ses deux tiers supérieurs, de petites cellules en forme de quilles, les basidies ou stérigmates. Vingt heures après le début de l'ensemencement, les stérigmates s'étranglent à leur sommet, produisant ainsi successivement une série de spores sphériques qui ne sont

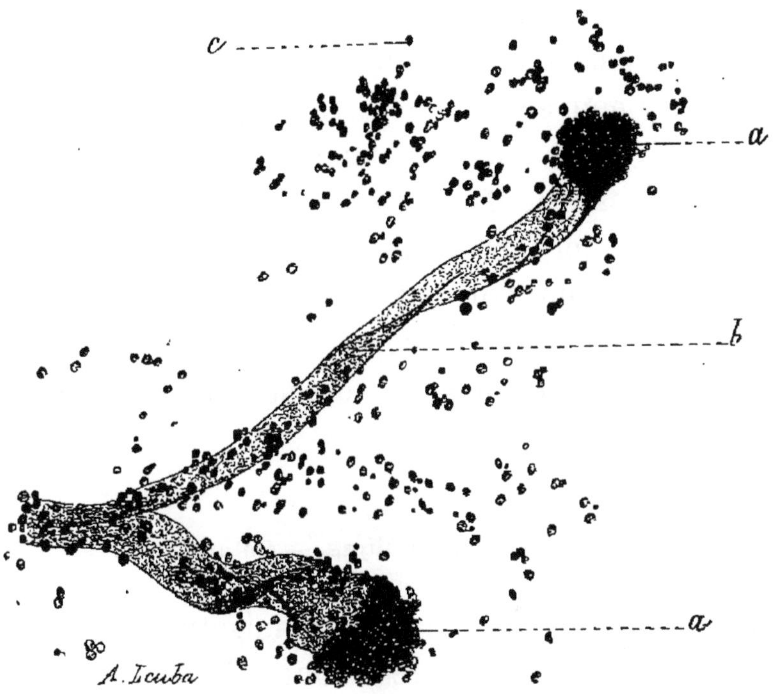

Fig. 1. — Deux têtes sporifères d'aspergillus fumigatus, provenant d'une culture sur pomme de terre, avec spores s'en échappant (préparation montée directement dans le baume). — *a*, tête sporifère. — *b*, rameau mycélien supportant la tête sporifère. — *c*, spores. (Leitz, objec. 7, ocul. 3).

différenciées que l'une après l'autre en partant de l'extrémité terminale. Un chapelet de spores est nettement formé dès la vingt-deuxième heure, et il suffira plus tard d'un choc très léger pour les détacher les unes des autres et du réceptacle, et les mettre en liberté. Si l'on emploie une température plus élevée,

28, 30, 35 degrés, le développement peut être un peu plus rapide : souvent l'évolution est la même qu'à 24 degrés. Parfois, à cette dernière température, la germination est moins rapide et demande vingt-quatre et vingt-six heures pour être complète. Si l'on fait usage de températures plus basses, plusieurs jours peuvent être nécessaires pour l'évolution totale de la spore. Dans certains cas même, Lucet a vu les organes fructifères ne pas se développer, soit que les têtes sporifères manquent complètement, ou qu'elles ne se couvrent pas de stérigmates ; mais, la vitalité n'en persiste pas moins, et il suffit de transplanter ce mycélium pour le voir parcourir son cycle complet.

B. — **Examen microscopique. — Colorations.**

Pour examiner l'aspergillus fumigatus, on peut faire des préparations et les monter à l'eau simplement, ou bien employer la méthode de Crookshank qui donne d'excellents résultats pour l'étude des moisissures : il suffit de placer une goutte de glycérine sur une lame, une goutte d'alcool sur une lamelle, d'apporter un fragment de champignon sur l'alcool, de renverser la lamelle sur la lame et de maintenir le tout sur une flamme (lampe à alcool ou bec de Bunsen) jusqu'à formation de bulles d'air : après deux ou trois chauffages semblables, mais légers, on presse la lame contre la lamelle, on laisse refroidir et on lute.

On peut aussi examiner le champignon en versant sur lui une goutte de solution aqueuse de potasse (potasse caustique, 40 grammes; eau distillée, 60 grammes). On recouvre d'une lamelle de verre, puis on chauffe doucement à la flamme (lampe à alcool ou bec de Bunsen), pendant trois à quatre secondes, sans aller jusqu'à l'ébullition.

On peut faire l'examen du parasite après son développement en gouttes pendantes, en le traitant par l'acide acétique cristallisable, d'après le procédé employé par notre ami Bodin (1) pour les trichophytons et le microsporon Audouini : il suffit de verser une goutte de ce liquide sur la lamelle contenant le champignon. L'acide acétique en fixe les spores et tous les éléments. En général, la préparation ne se conserve pas, par suite de l'évaporation rapide de l'acide acétique, et il faut la dessiner immédiatement à la chambre claire : d'après Delacroix, il serait cependant possible de garder ces préparations en les montant dans la glycérine, après évaporation de l'acide acétique, et en colorant par l'éosine ou par une solution dans l'acide lactique de bleu coton G. L. B.

Enfin, on peut employer des matières colorantes, en utilisant la fuchsine de Ziehl très étendue d'eau, une solution hydro-alcoolique très diluée de bleu de méthylène ou de violet de gentiane. La safranine, en solution aqueuse peu concentrée, nous a donné d'excellents résultats : en laissant cinq à dix minutes

(1) E. Bodin, Les teignes tondantes du cheval et leurs inoculations humaines. Thèse de Paris, 1896, p. 121.

dans cette solution, nous avons obtenu une belle coloration du mycélium et des spores qui prennent une couleur rouge orangé clair.

La coloration par l'éosine aqueuse en solution à 1 p. 100, donne aussi de belles préparations : il suffit de laisser la lame ou la lamelle pendant trois minutes dans le bain colorant. La thionine colore également bien toutes les parties constituantes de l'aspergillus fumigatus : nous l'utilisons pour cet usage depuis deux ans, en employant la formule de Nicolle :

Thionine....................	50 centigrammes.
Acide phénique.............	1 gramme.
Alcool absolu...............	10 cent. cubes.
Eau distillée................	90 —

Il suffit de laisser une minute à peine dans cette solution, puis laisser sécher et monter au baume.

On peut, pour l'examen de toutes ces préparations, se servir de grossissements variés (objectifs 4, 6 ou 7) ; mais, pour l'examen en gouttes pendantes, l'emploi des objectifs à immersion nous paraît indispensable, pour permettre de juger utilement de la structure et du mode de développement du parasite.

C. — **Cultures.**

Au début de nos études sur l'aspergillose, nous avons été assez embarrassé, pour obtenir de belles cultures d'aspergillus fumigatus, et nous avons employé tout d'abord les milieux communs ordinaires de la bactériologie : nous allons indiquer d'une manière successive les résultats obtenus. Sur bouillon peptonisé légèrement alcalin, le développement est très lent : au bout de trois à six jours apparaît une trace de mycélium, et il est très rare que le champignon vienne jusqu'à fructification.

Sur gélatine mise à l'étuve à 22 degrés, le développement est encore plus lent; pendant une quinzaine de jours le mycélium seul apparaît, et ce n'est souvent qu'au bout de trois à quatre semaines que se développent les spores, qui prennent une couleur noirâtre et sont en petit nombre : la culture est maigre. L'aspergillus fumigatus liquéfie la gélatine à la longue, et cette liquéfaction ne nous a guère paru être complète qu'au bout de quatre semaines.

La gélose ordinaire convient mal au développement du champignon, qui forme au bout de trente heures sur la strie d'ensemencement une raie blanche de mycélium ; les spores n'apparaissent que le troisième jour ; d'abord verdâtres, elles prennent une couleur noire caractéristique au bout de cinq jours de séjour à l'étuve.

Enfin, sur sérum sanguin peptonisé, nous n'avons jamais obtenu que des cultures de mycélium avec quelques rares spores vert foncé.

Mais, dans ces milieux habituels, l'aspergillus pousse mal, et ne présente jamais que des cultures chétives, avec un nombre de spores peu considérable. La cause de cette maigre végétation tient tout entière à l'emploi des liquides alcalins, peu favorables au développement des moisissures ; si on leur donne au contraire un milieu acide ou un milieu sucré, elles y poussent à l'aise, et c'est à ces substances qu'il faut s'adresser pour avoir de belles cultures.

L'emploi du liquide Raulin a été la base de toutes nos recherches, l'aspergillus s'y développant merveilleusement bien : nous rappellerons la formule de ce liquide acide, composé uniquement de substances minérales :

Eau........................	1500	grammes.
Sucre candi..................	70	—
Acide tartrique................	4	—
Nitrate d'ammoniaque.........	4	—
Phosphate d'ammoniaque......	60	centigrammes.
Carbonate de potasse..........	60	—
Carbonate de magnésie........	40	—
Sulfate d'ammoniaque.........	25	—
Sulfate de fer................	7	—
Sulfate de zinc.........	7	—
Silicate de potasse............	7	—
Carbonate de manganèse......	7	—

Sur ce milieu, nous avons toujours eu un développement de mycélium en cinq à douze heures, et de spores en douze à quinze heures : la surface du tube prend d'abord l'aspect d'un tapis velouté blanc qui devient vert bleuâtre tendre, puis vert foncé, pour finir par être brun noirâtre au bout de cinq à six jours.

Sur gélose faite avec le liquide de Raulin, le développement est aussi rapide : au bout de quelques heures, apparition du mycélium sur la strie d'ensemencement sous forme d'une traînée blanchâtre ; celle-ci gagne en largeur toute la paroi du tube, prend au centre une teinte verdâtre foncée qui envahit en trente-six heures toute la surface mycélienne. Au bout du troisième jour les spores deviennent plus foncées ; elles se détachent le quatrième jour, et forment une fine poussière qui s'étale sur les parois du tube quand on vient à le remuer. C'est sur ce milieu que la couleur des spores devient en quatre jours franchement noirâtre, et ce n'est guère que sur lui que persiste cette couleur brun noirâtre, absolument caractéristique de l'espèce aspergillus fumigatus.

Les liquides riches en glycose et un peu acides laissent bien se développer ce champignon. Les milieux glycérines glycosés, dont on se sert pour les cultures de tuberculose, le moût de bière, sont pour cela d'un excellent usage ; c'est même, à notre avis, sur ces liquides qu'on obtient le maximum de croissance de l'aspergillus. On peut les employer sous forme de bouillon et de gélose.

La culture obtenue sur ce milieu est plus luxuriante encore que celle produite sur le liquide de Raulin : au bout de quelques heures, apparition d'un mycélium blanc, puis à la fin du premier jour teinte verdâtre des spores, qui prennent une coloration vert foncé, noirâtre le deuxième jour, et vert sale au bout du cinquième jour.

Sur moût de raisin blanc, le développement est presque aussi rapide et luxuriant que sur moût de bière.

A ce dernier, d'une composition inconstante, nous

avons substitué une solution de maltose selon la formule de Sabouraud (1) :

Maltose	$3^{gr},70$
Peptone	$0^{gr},75$ centigr.
Eau distillée	100 grammes

et nous l'avons employée soit directement, soit additionnée de gélose ou de gélatine : ce milieu convient extrêmement bien au développement de l'aspergillus fumigatus qui y pousse peut-être encore mieux que sur le moût de bière, et qui y garde la même couleur.

La culture sur pomme de terre donne aussi de très bons résultats. L'ensemencement sur fragments de pommes de terre, mis dans des tubes de Roux et stérilisés deux fois pendant quinze minutes à 120 degrés, nous a toujours donné une culture très riche en quarante-huit heures : l'aspect pris par la culture est alors vert foncé, et on ne retrouve pas l'aspect brun noirâtre que nous avons observé sur le liquide de Raulin.

Sur un milieu artificiel préparé par M. L. Grimbert, et contenant tous les éléments de la pomme de terre naturelle, nous avons obtenu les mêmes résultats : cultures très rapides avec mycélium abondant, et spores de couleur verdâtre.

Le même aspect et la même rapidité de développement se retrouvent sur la carotte et le jus de groseille filtré et stérilisé.

Sur pain humide stérilisé, nous avons également

(1) Sabouraud, Les tricophyties humaines. Paris, 1895, p. 55.

obtenu les mêmes résultats, et la virulence des cultures ainsi développées ne nous a pas paru, contrairement à l'opinion de Grawitz, supérieure à celle obtenue sur d'autres milieux.

L'aspergillus fumigatus pousse très bien sur le lait réparti dans des tubes, le tout stérilisé à l'autoclave à 120 degrés : le mycélium se développe dès le second jour et les spores apparaissent vertes le troisième jour : il y a coagulation du lait.

Sur l'urine humaine normale, stérilisée à froid et acide, la germination du champignon se fait d'une façon aussi rapide et de la même manière que sur le moût de bière ; mais si l'on emploie de l'urine de la même provenance, chauffée à 110 degrés à l'autoclave, et devenue par suite très légèrement alcaline, le développement est extrêmement lent et de tous points identique à celui effectué sur le bouillon peptonisé ordinaire. Avec l'urine de lapins, recueillie aseptiquement dans la vessie et répartie dans des tubes stérilisés, les résultats sont complètement différents : quand l'urine est alcaline, rien ne se développe ; quand elle est acide, on ne constate, au bout de plusieurs jours, qu'une légère ébauche de mycélium sans fructifications.

D. — Conditions de développement des spores. — Température. — Action de l'oxygène de l'air.

La température la plus favorable au développement des spores est, comme l'ont bien fait remarquer Kaufmann, Lichtheim et MM. Dieulafoy, Chantemesse et Widal, une température voisine de celle du corps humain, et c'est à 37 ou 38 degrés qu'on atteint le maximum de développement. Ce dernier se fait encore à 40 degrés ; à 50 degrés, il est moins actif, et les spores ne poussent plus entre 55 et 60 degrés ; à 100 degrés, elles sont irrémédiablement tuées.

Si l'on étudie l'action des basses températures, on voit que les spores ne poussent pas au-dessous de 20 degrés : à 17, 18 degrés, il n'existe plus de têtes sporifères : au-dessous de 15 degrés, les cultures sont impossibles, et des spores ensemencées dans notre laboratoire n'ont jamais poussé à 10, 12 degrés. Par contre, le froid intense reste sans action sur elles. « A l'encontre de ce qui se passe avec les basses températures, dit Lucet, à hautes températures, dans les cultures si peu touffues qu'elles soient, les conidies apparaissent jusqu'aux dernières limites de la végétabilité, tandis qu'avec les basses températures, la production des organes fructifères cesse bien avant que le mycélium soit arrêté. »

Le développement du mycélium et des spores se fait d'autant plus facilement que le milieu est plus aéré : la différence est très sensible si l'on compare des cultures faites en tubes, capuchonnés ou non, en matras Pasteur, en flacons d'Erlenmeyer ou dans des cristallisoirs remplis de liquides nutritifs.

Si l'on fait le vide relatif dans des matras ou dans des ballons recouverts d'une couche d'huile de vaseline, en stérilisant le tout à l'autoclave, on peut voir, après ensemencement, le mycélium se développer, mais très faiblement, sans avoir jamais tendance à gagner la surface supérieure du liquide. Dans un vide suffisant pour permettre le développement du bacille du tétanos, Lucet, sur des milieux solides et sur des milieux liquides, a pu constater des cultures presque identiques : il a vu qu'il existait du mycélium grêle, avec quelques têtes sporifères avortées, sans stérigmates et sans spores : si, même au bout de plusieurs mois, on permettait la rentrée de l'air, les cultures reprenaient leur développement normal.

Au contact de l'air, l'aspergillus fumigatus pousse assez bien dans les organes : il suffit d'ensemencer à sa partie inférieure un fragment d'organe recueilli aseptiquement chez l'animal, pour voir, en quelques jours, le mycélium le traverser de part en part et donner des spores vertes à sa surface. Dans les milieux solides, le développement serait très difficile d'après Lucet.

Dans les milieux liquides, surtout dans le liquide de Raulin et la solution de maltose, les spores ensemencées au fond du tube émettent des rameaux de mycélium en forme d'éventail, de couleur blanchâtre, très gros, très visibles à l'œil nu, sur lesquels se forment d'autres couches rayonnées qui gagnent peu à peu la surface avant de donner des spores : dans les tubes, où la couche du liquide atteint cinq centimètres de hauteur, le temps nécessaire à l'évolution complète du champignon, si on les met à l'étuve à 37 degrés, est en moyenne de trois à sept jours.

E. — Modifications chimiques produites dans les milieux de culture.

Lucet a fait d'intéressantes recherches sur ce sujet, et il a pu constater qu'après la culture, les milieux alcalins conservaient leur réaction alcaline, et les milieux acides devenaient franchement neutres et parfois alcalins. Il a pu voir que sur le liquide de Raulin, après vingt-trois jours de séjour à l'étuve, le champignon avait employé, pour son développement, de l'eau, la totalité du sucre, de l'acide carbonique et de l'acide azotique, du carbonate de potasse et du carbonate de magnésie, et du nitrate d'ammoniaque : il s'était formé de plus une substance tinctoriale qui précipitait par l'alcool et restait soluble dans l'eau.

On constate aussi, après la culture de l'aspergillus, une diminution des propriétés nutritives du milieu : celle-ci croît progressivement après de nouvelles cultures, pour devenir complètement nulle.

F. — Des variations de la couleur des spores.

Nous avons vu que la couleur des spores de l'aspergillus fumigatus était variable suivant les différents milieux employés : généralement verdâtre sur les milieux acides (pomme de terre, moût de bière, moût de vin blanc, maltose, carotte, jus de groseille, pain humide, urine humaine stérilisée à froid), elle devient brun noirâtre sur les milieux légèrement alcalins ou neutres (bouillon, gélose ordinaire, urine humaine stérilisée à chaud).

En employant le liquide de Raulin, nous avons pu constater que sur tubes de ce liquide, les spores, d'abord vertes, prenaient quelquefois une couleur noirâtre. Au bout de quelques jours de culture, on observe toujours cet aspect fumé sur tubes de gélose au liquide de Raulin, et sur tubes de ce liquide ensemencés avec des organes d'animaux infectés d'une manière quelconque par l'aspergillus fumigatus.

En employant de la gélose neutre peptonisée à 5 p. 100, milieu utilisé pour la culture du favus (1), nous avons obtenu une aussi grande abondance de spores que sur les milieux acides, mais de couleur fumée.

L'addition dans les milieux de culture liquides, usuels, de l'aspergillus fumigatus (liquide de Raulin, maltose de Sabouraud) des substances qui vont suivre et aux doses que allons indiquer n'a produit aucune modification de la couleur normale des spores :

Nitrate d'argent.....	1^{cc} de solution	à 1 p. 100	dans 40^{cc} de liquide.
Teinture d'iode......	1^{cc}	—	à 1 p. 10	dans 5^{cc} de liquide.
Iodure de potassium.	1^{cc}	—	à 25 p. 100	
Chlorure de sodium.	1^{cc}	—	à 1 p. 10	
Acide tartrique......	1^{cc}	—	à 2 p. 100	

Des cultures faites sur pain humide et sur pomme

(1) E. Bodin, Sur la pluralité du favus (*Ann. de dermat. et de syphiligr.*, 1894, p. 1238).

de terre, trempés pendant une demi-heure dans ces solutions, n'amenèrent aucun changement dans la coloration habituelle des spores sur ces milieux.

Dans un seul cas, nous avons observé une modification de ces colorations verte et brun noirâtre (1). A la fin du mois de juin 1895, pour éviter l'évaporation du liquide qui s'était produite les années précédentes dans les tubes capuchonnés, nous avions fermé à la lampe un certain nombre de tubes de cultures d'aspergillus fumigatus sur maltose de Sabouraud.

Trois mois après, quand nous avons voulu utiliser ces tubes, nous avons été très surpris de voir que les spores étaient devenues jaunes, tandis que dans les cultures de même date simplement capuchonnées, elles étaient restées vertes. Bien que sûr de la fixité de notre espèce, nous avons cependant craint une contamination de nos tubes par une autre espèce, l'aspergillus flavus ; mais nous avons été bien vite rassuré par la simple expérience suivante : nous avons ensemencé ces spores jaunes sur maltose de Sabouraud, et nous les avons vues devenir vertes aussi rapidement que des spores plus récentes ensemencées en même temps de la même façon, et sur ce même milieu. Bien plus, une fois le tube ouvert et bouché à l'ouate, les spores jaunes avaient repris la coloration verte au bout de six jours. L'action pathogène n'avait en aucune façon été diminuée, puisque des lapins, inoculés avec ces spores

(1) Rénon, Des variations de la couleur des spores de l'aspergillus fumigatus (*Soc. de biol.*, 7 mars 1896).

et des spores vertes de même date, ont succombé dans le même temps.

La fermeture hermétique des tubes de culture et les hautes températures de l'été exceptionnel que nous avons traversé en 1895, nous ont paru être les raisons de ce changement dans la couleur des spores, ainsi que nous allons l'exposer. Le 24 novembre 1895, nous avons scellé à la lampe plusieurs tubes de cultures d'aspergillus fumigatus sur maltose de Sabouraud datant de quinze jours, et nous les avons divisés en trois parts : la première fut laissée à la température ordinaire du laboratoire, 12 à 15 degrés environ ; la seconde fut placée à l'étuve à 22 degrés ; la troisième à 37 degrés. Au bout de trois mois, les premiers tubes avaient conservé leur couleur verte ; il en fut de même des seconds : dans les troisièmes seuls, les spores commencèrent à prendre une couleur jaune à partir de la quatrième semaine, et au bout de six semaines le changement de coloration était complet. La virulence de ces spores n'était, comme plus haut, en aucune façon modifiée : elles reprirent leur couleur verte les jours qui suivirent l'ouverture des tubes, et les milieux ensemencés avec ces spores ont donné naissance à des cultures d'aspect verdâtre caractéristique.

On peut donc admettre que dans des conditions bien déterminées, absence d'air, chaleurs de l'été ou séjour prolongé à l'étuve à 37 degrés, les spores de l'aspergillus fumigatus peuvent prendre une couleur jaunâtre : cette modification leur permet, au point de vue de la coloration seule, de ressembler aux spores d'une espèce voisine, l'aspergillus flavus ; mais ce n'est là qu'une simple apparence, puisque, réensemencées sur les mêmes milieux et au contact de l'air, les unes deviennent vertes, les autres jaunes.

G. — Différenciation de l'aspergillus fumigatus d'avec les autres espèces.

On vient de voir, par tout ce qui précède, combien sont nombreux les aspects divers et variés que présente l'aspergillus fumigatus, et on comprendra combien il importe de le distinguer des espèces qui lui ressemblent.

Il faut parler tout d'abord du penicillium glaucum qui pousse si bien sur le pain humide exposé à l'air ; mais il s'agit ici d'un penicillium et non d'un aspergillus : il n'y a pas de tête sporifère, les rameaux détachés des hyphes terminaux se divisent sous forme de pinceaux et donnent des spores qui paraissent plus grosses que celles de l'aspergillus fumigatus ; enfin et surtout, les conditions de développement sont complètement différentes, car s'il est manifeste que le penicillium pousse très bien aux températures de 25 à 30 degrés, il n'est pas moins évident qu'il pousse également bien aussi à des températures basses, comme celle de 15 degrés, et nous avons vu que l'aspergillus fumigatus peut à peine se développer à cette température.

Nous en dirons autant de l'aspergillus glaucus qui,

de tous les champignons, présente la plus grande ressemblance avec l'espèce dont nous nous occupons : il n'exige point pour son développement de haute température, son aspect est vert tendre et non vert bleuâtre foncé, ses spores sont plus grosses, de 7 à 8 μ de diamètre, enfin il ne jouit d'aucune action pathogène, bien que, comme nous l'avons vu, elle ait été avancée autrefois à tort par Koch, Gravitz, Gaffky, Lœffler, Baumgarten, Müller et Kaufmann.

L'aspergillus niger, l'aspergillus nigrescens (1) et l'aspergillus flavescens ou flavus, ne pourraient dans aucun cas être confondus avec l'espèce fumigatus, car si l'action pathogène des deux dernières est bien démontrée, il n'en est pas de même pour la première; d'ailleurs l'aspect est complètement différent, l'aspergillus niger est franchement noir sur tous les milieux, même sur la gélose ordinaire, l'aspergillus nigrescens

(1) Nous parlons ici, et nous parlerons ensuite fréquemment de l'aspergillus nigrescens que nous avons isolé sur des graines d'espèces variées. Nous avons donné ce nom à un aspergillus qui ressemble au point de vue de la structure à l'aspergillus niger, mais qui en diffère sur les cultures par les caractères suivants : les têtes sporifères sont beaucoup plus petites, le mycélium beaucoup plus abondant, composé de rameaux très espacés les uns des autres, mais possédant un pouvoir végétatif tel que, dans les tubes, il gagne la paroi opposée, se replie sur lui-même et pénètre presque toujours le bouchon d'ouate. Les têtes sporifères étant très éloignées les unes des autres, la culture, au lieu de prendre un aspect franchement noir, comme celle de l'aspergillus niger, prend une teinte grise caractéristique. Il ne s'agit certainement là, ni de l'aspergillus nigrescens de Robin, ni de l'aspergillus nigricans rencontré par le professeur Bouchard, qui tous deux, d'après leur description, semblent devoir être aujourd'hui rangés dans le cadre de l'aspergillus fumigatus.

est d'un noir sale avec rameaux mycéliens beaucoup plus développés, l'aspergillus flavescens est d'un jaune vert caractéristique, les spores de tous ces champignons sont beaucoup plus grosses que celles de l'aspergillus fumigatus, leur température de développement beaucoup moins élevée. D'ailleurs, si l'on fait des cultures d'aspergillus niger et d'aspergillus nigrescens en gouttes pendantes, on verra qu'ils se distinguent des autres aspergillus par une modification de structure très importante. Tandis que l'aspergillus fumigatus, l'aspergillus flavescens, l'aspergillus glaucus présentent sur leur tête sporifère des stérigmates absolument réguliers et qui les classent dans la tribu des aspergillées, l'aspergillus niger et l'aspergillus nigrescens sont des stérigmatocystes, c'est-à-dire que « leurs stérigmates se ramifient à leur sommet et se terminent par un verticille de ramuscules portant chacun un chapelet de spores (1) ».

Enfin, il importe de distinguer encore de l'aspergillus fumigatus deux espèces qui présentent avec lui la plus grande ressemblance, l'aspergillus subfuscus et l'aspergillus nidulans; le premier de ces parasites, décrit par Olsen et Gade, est couvert de spores d'un jaune olivâtre, tirant sur le noir, rondes, petites, de 3 à 3,5 μ de diamètre : la température de développement est la même que celle de l'aspergillus fumigatus (37, 38 degrés), mais le pouvoir pathogène est moins marqué. L'aspergillus nidulans, décrit par

(1) Van Tieghem, *loc. cit.*, t. II, p. 1149.

Eidam (1) et Lindt (2), a des spores aussi petites, de 3 à 4 μ de diamètre, d'une couleur vert de chlore; elles sont disposées sur des stérigmates ramifiés (ce qui classerait le champignon parmi les stérigmatocystes) et dont l'ensemble prend la forme d'une tête de méduse. Dans les vieilles cultures, on constate des ascospores. Enfin, la température de 40 degrés est la plus favorable à leur développement; leur mycélium colore en brun rouge la surface de la pomme de terre au-dessous de lui, et il est très pathogène.

H. — Résistance des spores.

La résistance des spores de l'aspergillus fumigatus est très considérable. Les agents atmosphériques n'ont presque aucune prise sur elles : on les trouve encore vivantes, après un séjour de quatre années dans une vieille culture laissée à la température du laboratoire. Lucet a pu constater qu'elles n'étaient pas détruites, au bout d'un an de séjour dans des œufs infectés au moment de l'incubation, et qu'elles gardaient encore leur pouvoir germinatif, au bout d'un mois de séjour dans des substances animales en putréfaction. Dans des tubes de liquide de Raulin contenant des cultures développées aux dépens d'organes d'animaux inoculés avec l'aspergillus fumigatus, nous avons laissé l'air entrer librement, après

(1) Eidam, *loc. cit.*
(2) Lindt, *Archiv für exp. Path. und Pharmak.*, vol. XXI, p. 284.

avoir retiré le bouchon d'ouate et le capuchon de caoutchouc ; le liquide s'est évaporé, les organes se sont putréfiés, mais les spores ont conservé toute leur vitalité intacte pendant plusieurs mois.

Nous devons cependant dire que dans les très vieilles cultures, celles datant de trois et quatre années par exemple, le pouvoir végétatif est moindre qu'avec des jeunes spores : c'est un fait que nous avons observé à plusieurs reprises, et dont voici deux exemples typiques :

En 1892, au début de nos études sur l'aspergillose, pour déterminer l'espèce de champignon isolé des crachats de nos gaveurs de pigeons, nous nous étions adressé, d'une part à MM. Chantemesse et Widal, qui nous remirent une culture d'aspergillus fumigatus datant de quatre ans, et de l'autre à M. Roux, qui nous donna une culture vieille à peine d'une quinzaine de jours. Ensemençant ces deux types d'aspergillus sur tubes de gélose maltosée de Sabouraud et les portant à l'étuve à 37 degrés, nous fûmes surpris de voir le tube de M. Roux donner du mycélium dès le lendemain et des spores le surlendemain, alors que dans le tube de MM. Chantemesse et Widal, le mycélium n'apparut que quarante-huit heures après l'ensemencement, et les spores seulement le troisième jour.

L'année dernière, nous avons vérifié ces expériences en faisant usage de cultures développées sur le même milieu (gélose maltosée de Sabouraud) et ayant la même origine (foie de pigeon infecté par la voie veineuse), mais d'âge différent. L'une datait de 1892 l'autre de 1895 : l'écart entre les deux cultures était de trois années exactement. Ensemencées sur tubes de maltose de Sabouraud et mises à l'étuve à 37 degrés, les vieilles spores ne donnent du mycélium qu'au bout de quarante-huit heures, et des spores le troisième jour, alors que les jeunes, placées dans les mêmes conditions, donnent, comme c'est la règle, du mycélium au bout de vingt-quatre heures, et des spores le second jour. Sur gélatine maltosée, mise à l'étuve à 22 degrés, la différence de rapidité de développement était encore plus marquée : les vieilles spores ne donnaient du mycélium qu'au bout de quatre jours, et des spores le sixième jour ; les jeunes donnaient du mycélium le second jour, et des spores le quatrième. Nous verrons plus loin qu'à cette lenteur de germination répondait une atténuation manifeste de virulence.

Les spores résistent également fort bien aux agents physiques. Les températures basses ne les tuent pas. Nous avons gardé des spores, pendant un mois du rigoureux hiver de 1895, dans une partie de notre laboratoire qui n'était pas chauffée, et où chaque nuit la température descendait à 4 ou 5 degrés au-dessous de zéro : réensemencées, ces spores ont donné de nouvelles cultures. Lucet a pu conserver des spores deux mois dans un bloc de glace, sans qu'elles aient perdu leur pouvoir végétatif. Lichtheim a constaté aussi la très grande résistance du mycélium au froid : en coupant des organes d'animaux morts d'aspergillose, avec un microtome à congélation, où le refroidissement était produit par la vaporisation de l'éther, il a pu encore obtenir des cultures par l'ensemencement des fragments ainsi traités. Nous avons eu de semblables résultats en 1892, avec des fragments de reins de lapins qui avaient été congelés sur le microtome, à l'aide du chlorure de méthyle.

La chaleur, quand elle est modérée, reste sans action sur les spores. Des spores d'aspergillus fumigatus qui, pendant les quatre mois de l'été exceptionnellement chaud de 1895, avaient séjourné dans une pièce exposée au midi, ont donné très facilement de nouvelles cultures, après réensemencement. Nous avons placé des tubes, contenant des cultures d'aspergillus fumigatus sur maltose de Sabouraud et scellés préalablement à la lampe, au bain-marie à 60 degrés pendant dix minutes, à 57 degrés pendant une heure et quart, à 53 degrés pendant quarante-huit heures : les spores sont restées parfaitement vivantes. Mises dans les mêmes conditions à 60 degrés pendant cinq heures et demie, et à 57 degrés pendant quinze heures, elles ont été irrémédiablement tuées.

L'électricité est presque sans action sur elles : M. d'Arsonval a bien voulu, avec la plus grande obligeance, soumettre aux courants à haute fréquence une émulsion de spores d'aspergillus fumigatus dans de l'eau salée à 7 p. 1000. Après cette opération, nous les avons ensemencées sur maltose de Sabouraud, ainsi que des spores provenant d'une émulsion de même composition chimique, mais qui n'avaient pas subi l'action de l'électricité. Le développement des spores traitées par les courants fut un peu plus lent que celui de celles qui ne l'avaient point été, mais il y avait loin de là à l'atténuation que l'électricité amène d'ordinaire pour les bactéries, et qui a été si nettement notée par MM. d'Arsonval et Charrin (1) pour le bacille pyocyanique.

Lucet a examiné l'action de divers agents chimiques sur les spores : il a vu qu'après un séjour de douze heures dans une solution à 5 p. 100 d'acide chlorhydrique, d'acide borique, de sulfate de cuivre, de sulfate de fer, de protochlorure de mercure, et de crésyl, les spores conservaient leur vitalité. Par contre, elles étaient tuées après le même séjour dans des solutions au même titre d'acide sulfurique, d'acide azotique, d'acide phénique, de sulfate de zinc, de chlorure de zinc, de nitrate d'argent et de bichlorure de mercure. Ce dernier corps se montre d'ailleurs nocif pour les spores à une dose bien plus faible : en 1892, nous avons immergé des spores dans une solution de bichlorure de mercure à 1 p. 1000, acidifiée par l'acide tartrique, et nous avons pu constater qu'au bout d'un quart d'heure elles avaient perdu la faculté de germer.

Dans l'organisme animal, la résistance des spores et du mycélium n'est pas moindre. Chez un lapin atteint d'aspergillose expérimentale chronique durant depuis cinq mois et demi, il nous a été possible d'obtenir une culture en réensemençant un gros

(1) D'Arsonval et Charrin, Électricité et microbes (*Soc. de biol.*, 29 avril, 1 et 8 juillet 1893).

tubercule du foie. Chez la grenouille, nous avons retiré, du sac lymphatique et des organes, des spores d'aspergillus fumigatus vivantes, trente-cinq jours après l'inoculation. Les sucs digestifs n'ont aucune action sur elles : on peut nourrir des animaux, des cobayes, des lapins avec des spores, on retrouvera celles-ci intactes dans les matières fécales. Chez des lapins, à qui nous avions fait ingérer pendant quinze jours d'énormes quantités de spores, nous avons chaque jour, par les cultures des selles et par l'examen microscopique, régulièrement trouvé des spores dans les matières fécales, et dans l'estomac, l'intestin grêle, le cæcum et le gros intestin après la mort.

I. — **Habitats des spores.**

Les spores d'aspergillus fumigatus sont très répandues dans la nature, mais c'est surtout sur les graines et les végétaux qu'on les trouve le plus habituellement.

En 1892, en cherchant à vérifier l'hypothèse de MM. Dieulafoy, Chantemesse et Widal, qui émettaient l'idée que les gaveurs de pigeons devaient en partie leur contamination aux spores existant à la surface des graines, nous avons pu constater d'une façon indéniable leur présence sur ces graines (1). Nous nous étions procuré chez différents grainetiers des grains de millet et de vesce, et nous les avions traités

(1) Rénon, Thèse, p. 115.

de deux façons différentes : les uns, ensemencés tels quels sur la liquide de Raulin, les autres, ayant subi préalablement un lavage de quinze minutes dans une solution acide de sublimé à 1 p. 1000. Sur vingt-quatre tubes ensemencés avec du millet de sortes différentes, nous avions obtenu : onze fois de l'aspergillus nigrescens, sept fois de l'aspergillus niger, une fois de l'aspergillus flavescens, et deux fois seulement de l'aspergillus fumigatus ; trois tubes sont restés stériles. Sur cinq tubes ensemencés avec des vesces de sortes différentes, nous avons obtenu une fois du bacillus subtilis, une fois de l'aspergillus flavescens, une fois un mucor, et deux fois seulement de l'aspergillus fumigatus.

Les graines de millet et de vesce de provenances diverses, lavées pendant quinze minutes dans une solution de sublimé acide à 1 p. 1000, puis ensemencées dans le liquide de Raulin, étaient toutes restées stériles.

L'aspergillus fumigatus que nous avions ainsi trouvé deux fois sur le millet et deux fois sur la vesce était bien pathogène ; nous avions inoculé deux pigeons, l'un avec des spores venant du millet, l'autre avec celles venant de la vesce, et tous les deux étaient morts avec lésions caractéristiques de l'affection.

Les résultats que nous venons d'indiquer avaient été confirmés par MM. Gaucher et Sergent (1), qui, ayant ensemencé trente-cinq grains de vesce, dans cinq

(1) Gaucher et Sergent, *loc. cit.*

tubes de liquide de Raulin, n'ont obtenu qu'une seule fois une culture d'aspergillus fumigatus.

On trouve ces spores sur le seigle, l'avoine, le blé, le foin, comme le prouvent nos expériences de 1894, faites dans le moulin de M. Boussac à Montrouge (1). Recherchant si nous pourrions trouver des meuniers contaminés par les poussières, notre surprise fut grande de constater que, dans ce moulin d'un type perfectionné, il n'existait pas de poussières, pour ainsi dire. Tous les résidus, issus du passage du blé dans les différents cylindres de nettoyage et de mouture, sont recueillis dans une vaste chambre à poussières, située sous le moulin; cette chambre est vidée dès qu'elle est pleine. Notre enquête a porté sur l'air, les blés et les poussières ainsi accumulées.

Sur cinq tubes de Raulin ensemencés avec des blés français, nous n'avons obtenu qu'une seule culture d'aspergillus fumigatus. Le résultat a été le même avec cinq tubes ensemencés avec du blé d'Odessa. Par contre, le blé de la Plata a, sur cinq tubes, donné cinq cultures de fumigatus, accompagné dans presque tous les tubes d'aspergillus flavus, d'aspergillus nigrescens et de mucor. Au moment de notre visite, la chambre à poussières contenait un mètre environ de détritus. Nous avons ensemencé ces poussières, venant de différentes hauteurs, dans cinq tubes de liquide de Raulin, et nous avons obtenu trois cultures de fumigatus. L'air d'une des pièces

(1) Rénon, De la résistance des spores de l'aspergillus fumigatus (*Soc. de biol.*, 9 février 1895).

du moulin (vingt litres d'air pour chaque ensemencement) n'a donné qu'une fois de l'aspergillus fumigatus sur cinq cultures.

A la même époque, nous examinions à Montrouge des feuilles mortes, de l'écorce d'arbre, des grains de raisin, de la terre et de l'air du jardin où s'effectuaient nos recherches. Sur cinq tubes ensemencés avec les feuilles mortes, deux ont donné des cultures d'aspergillus fumigatus; sur cinq grains de raisin, une seule culture a été positive. Celles faites avec l'écorce des arbres sont restées stériles; il en a été de même de l'air du jardin sur cinq cultures (vingt litres d'air pour chaque culture). Par contre, dans cinq tubes ensemencés avec de petits cailloux recueillis à quatre ou cinq centimètres au-dessous du sol et encore recouverts de terre, tous les résultats ont été positifs.

Des recherches analogues étaient faites en même temps à l'hôpital Saint-Louis. Cinq tubes ensemencés avec des feuilles mortes trouvées dans le jardin du pavillon Gabrielle, nous ont donné une seule culture d'aspergillus fumigatus ; cinq tubes ensemencés avec des cailloux ramassés sur une allée du même jardin ont été stériles. Par contre, l'air du laboratoire de notre maître, le docteur Bar, nous a donné cinq résultats positifs sur cinq, et l'air de la petite cour du laboratoire, trois résultats positifs sur cinq (toujours vingt litres d'air pour chaque culture) : ces résultats ne nous ont pas surpris, notre garçon de laboratoire ayant par maladresse, trois jours auparavant, laissé tomber à terre et cassé deux tubes de culture d'aspergillus fumigatus sur pomme de terre datant d'un mois.

D'ailleurs, des recherches ultérieures nous ont montré que si les spores de ce champignon existent dans l'air, ce qui n'est pas douteux, elles ne constituent pas un germe banal des poussières atmosphériques, et que des expériences de MM. Gaucher et Sergent et de toutes les nôtres, on peut conclure que la surface des grains et des graines, blé, avoine, seigle, millet, vesce, est, comme nous le disions plus haut, leur habitat de prédilection.

De son côté, Lucet a fait les mêmes remarques, et a constaté de plus leur présence dans l'orge, le maïs, les fourrages et les pailles tels que la luzerne, le trèfle, le sainfoin, la paille d'avoine, de blé et de seigle : il pense que c'est sur les plantes en pied que se fait le développement de l'aspergillus fumigatus, et que, des altérations qu'on observe au mois de juillet sur leur tige et sur leurs feuilles, « la moitié est due au développement de ce champignon, dont les spores se répandent partout sous l'action des manœuvres nécessitées par la fauchaison, la fenaison et le battage ».

Les étés chauds sont plus favorables que les étés froids au développement de l'aspergillus fumigatus, ce qui peut expliquer la différence de résultats obtenus dans certains cas d'une année à l'autre : c'est ainsi qu'au mois de décembre de l'année dernière (1895), nous avons été surpris de voir des grains de seigle de cette récolte donner presque à coup sûr des cultures de ce champignon, tandis que les mêmes examens, pratiqués sur des graines de l'année précédente, n'avaient donné en moyenne que deux résultats positifs sur six.

CHAPITRE III

L'INFECTION ASPERGILLAIRE EXPÉRIMENTALE.

A. — **Animaux sensibles et animaux réfractaires.**

Tous les animaux qui peuvent être atteints de l'aspergillose spontanée sont susceptibles de contracter l'aspergillose expérimentale, mais ici comme plus haut, les oiseaux sont certainement plus sensibles aux inoculations que les mammifères, et parmi les oiseaux le pigeon tient la première place. C'est le vrai réactif expérimental de l'aspergillose.

Parmi les mammifères, le lapin et le cobaye sont les animaux de laboratoire le plus souvent employés. Le chat nous a paru réfractaire ainsi que le chien.

En 1892, nous avons pu nous procurer un chat ayant appartenu à un de nos malades, et qui, chez lui, pendant plusieurs mois, avait pris plaisir à manger ses crachats : nous avons tué ce chat, et son autopsie, ainsi que les cultures de ses organes, ne nous ont donné que des résultats négatifs. Nous avons répété l'expérience en 1895, en injectant sous la peau et dans les veines d'un chat des spores d'aspergillus fumigatus : il était encore vivant un mois après l'inoculation. Sur deux chiens, nous n'avions pas obtenu de résultats avec une dose de un centimètre cube d'émulsion de spores, après cinq mois d'expérimentation. Lucet fait la même remarque pour cet animal, ainsi que pour le mouton ; ce dernier cependant, réfractaire à l'inoculation dans les veines, présente une kératite purulente, si l'injection est faite dans la cornée.

Il est très vraisemblable que les grands animaux tels que le bœuf, la vache et le cheval peuvent être expérimentalement contaminés, mais nous n'avons point eu l'occasion de vérifier le fait. Le singe paraît très sensible : MM. Dieulafoy, Chantemesse et Widal ont pu reproduire, chez cet animal, les lésions aspergillaires.

B. — **Modes, voies et résultats des inoculations.**

On peut inoculer les animaux de diverses manières, et à des doses variables, ce qui permet d'obtenir des résultats différents.

Pour apprécier les doses, on peut peser les spores injectées. Nous avons employé un autre moyen, moins rigoureux peut-être, mais plus commode dans la pratique, et qui permet de faire des expériences comparatives de réelle valeur. On prend, sur une culture développée en milieu solide, et vieille d'au moins une huitaine de jours, pour que la séparation des spores d'avec les stérigmates soit plus facile, un nombre variable de palettes de ces spores, la palette étant formée par l'extrémité aplatie d'un des fils de platine de grosseur moyenne qu'on emploie ordinairement dans les laboratoires pour faire les ensemencements. On met un nombre quelconque de palettes de ces spores dans des tubes contenant exactement cinq centimètres cubes de bouillon peptonisé stérilisé ; on fait du tout une émulsion, et on prend dans la seringue, pour l'injection, une quantité nettement déterminée de cette émulsion.

L'aspergillose peut être transmise à l'animal de différentes façons, par la voie sanguine, la voie trachéale, l'ingestion, l'inoculation sous la peau, dans les muscles, dans les parenchymes et dans les séreuses.

1°. *Voie sanguine.* — La voie sanguine comprend l'injection dans les veines et l'injection dans les artères.

Chez les oiseaux, l'injection intra-veineuse des spores se fait généralement dans la veine axillaire. Si, de cette façon, on inocule un pigeon de poids moyen avec deux centimètres cubes d'une émulsion de deux palettes de spores, on obtient la mort en deux à quatre jours. L'animal est abattu dès le second jour, les plumes se hérissent, le dos se rétracte en boule, les ailes pendent et le pigeon tombe sur le côté, ne pouvant plus se tenir sur ses pattes. Si la dose est moins forte, la mort est plus tardive, mais elle est fatale : nous l'avons obtenue, après une injection de un quart de centimètre cube d'émulsion d'une palette de spores. Si les doses sont plus fortes, injection de deux centimètres cubes d'une émulsion de six palettes de spores par exemple, on obtient la mort en moins de quarante-huit heures ; c'est un fait, qu'avec MM. Dieulafoy, Chantemesse et Widal et MM. Gaucher et Sergent, nous avons eu souvent l'occasion d'observer. La rapidité de la mort, par l'injection veineuse chez le pigeon, tient donc à la plus ou moins grande quantité de spores injectées.

MM. Dieulafoy, Chantemesse et Widal ont une fois obtenu la mort d'un pigeon par l'inoculation dans les veines de cet animal d'un crachat de leurs gaveurs de pigeons : nous avons, en 1892, inoculé de cette manière deux pigeons, et cela sans résultats ; les crachats de nos malades, également gaveurs de pigeons, ne contenaient probablement pas de spores, ce qui expliquait notre insuccès, car nos deux pigeons étaient encore vivants neuf mois après l'inoculation.

Parmi les mammifères, c'est sur le cobaye et surtout sur le lapin qu'on pratique ordinairement l'injection veineuse. Chez le cobaye, l'inoculation se fait dans la veine jugulaire, opération toujours assez délicate : chez des cobayes de 400 grammes, nous avons, après l'injection dans cette veine de un centimètre cube et demi d'une émulsion de trois palettes de spores, obtenu la mort, quatre jours après l'inoculation ; la perte de l'appétit, de la fatigue et de l'abattement étaient les seuls symptômes que nous ayons pu noter.

Chez le lapin, l'injection se fait dans les veines de l'oreille, ce qui rend l'expérience extrêmement facile, mais il faut des doses un peu plus considérables pour tuer l'animal. Des lapins domestiques, de poids moyen (2000 grammes), inoculés avec deux centimètres cubes d'une émulsion de quatre palettes de spores, succombent en quatre à sept jours. Le premier jour, on ne note aucun symptôme appréciable : le second jour, l'animal perd l'appétit, il devient fatigué, paresseux et présente souvent, comme l'a remarqué Lichtheim, des mouvements impulsifs et des troubles de l'équilibration dus pour lui à des lésions de l'oreille interne, le lapin retombant toujours sur le même côté : par la palpation du flanc, on peut voir que les reins sont très notablement augmentés de volume. D'ailleurs, chez cet animal et chez le cobaye, ce sont les organes le plus généralement et le plus profondément atteints. Dans certains cas, on observe de la paralysie du train postérieur avec rétention d'urine ; nous avons eu l'occasion de constater le fait huit fois sur 140 lapins : si, dans quelques cas, nous avons pu trouver les raisons de cette complication, dans d'autres, l'autopsie la plus minutieuse n'a pu nous en donner l'explication. Les lapins de garenne sont plus résistants que les lapins domestiques : pour tuer en cinq à sept jours des lapins de garenne (1) de six à sept cents grammes, nous avons dû employer la même dose de spores (deux centimètres cubes d'émulsion de quatre palettes) que celle injectée à des lapins domestiques de deux kilogrammes.

Comme chez les oiseaux, la durée de la maladie dépend du nombre de spores injectées. Avec une

(1) Les lapins de garenne qui ont servi dans ces expériences et dans d'autres relatées plus loin, nous ont été obligeamment offerts par M. Henri de Rothschild.

dose de deux centimètres cubes d'émulsion de six palettes de spores, les lapins de poids moyen succombent en deux à quatre jours; avec des doses faibles ils peuvent survivre. Après l'injection de un demi-centimètre cube d'émulsion de une palette de spores, nous avons vu des lapins résister : ils perdaient l'appétit et maigrissaient les premiers jours : au bout d'un mois, ils avaient repris leur poids initial.

L'injection par les artères, la carotide, produit les mêmes effets que l'inoculation par les veines ; les lésions observées sont seules différentes.

2°. *Voie trachéale. — Inhalation.* — Cette méthode d'inoculation n'a pas donné les mêmes résultats à tous les auteurs. Lucet a éprouvé une réelle difficulté à contaminer la poule, le pigeon et l'oie, en leur faisant inhaler les spores d'aspergillus fumigatus, après ou sans trachéotomie. Pour amener la mort, il a même dû, dans plusieurs cas, préparer pour ainsi dire le terrain à l'infection, en faisant respirer à ses animaux des substances irritantes, telles que des vapeurs ammoniacales.

MM. Dieulafoy, Chantemesse et Widal, en inhalant des spores dans la trachée des pigeons, les avaient tués en dix à vingt jours. Ayant traité plusieurs fois des pigeons par cette méthode, nous avons obtenu la mort en neuf à onze jours, dans presque tous les cas, sans avoir éprouvé la moindre difficulté.

Chez les lapins et les cobayes, il en a été tout autrement, et si nous avons pu, après avoir sacrifié les animaux, trouver dans l'appareil respiratoire des lésions aspergillaires, nous n'avons que très rarement constaté la mort naturelle.

3°. *Ingestion.* — L'ingestion des spores contamine assez rarement les animaux ; Grawitz n'a jamais pu l'observer. Lucet n'a vu qu'une seule fois la mort se produire par cette voie, et elle était certainement due à des lésions pulmonaires, et non à des lésions intestinales. Nos expériences nous ont donné quelques résultats positifs.

En septembre 1895, nous avons essayé sur six lapins l'action pathogène des spores de l'aspergillus fumigatus introduites par la voie gastrique. Chaque lapin était nourri pendant quinze jours le matin avec un mélange de son, d'eau et de spores : la quantité de ces dernières était énorme, puisque chaque animal recevait quotidiennement les spores venant de la culture du champignon sur un morceau de pomme de terre de 6 centimètres de longueur sur un demi-centimètre de côté (1).

α. Au bout de onze jours, deux des lapins sont morts après avoir progressivement maigri : l'un n'avait aucune lésion du tube digestif : on ne notait de tubercules ni sur la cavité buccale, ni sur l'œsophage, ni sur l'estomac, ni sur l'intestin : seuls, les poumons étaient farcis de tubercules de la grosseur d'une tête d'épingle, comme M. Kaufmann (2) l'avait déjà observé chez des lapins nourris avec un mélange de spores et d'avoine. L'infection pulmonaire était dans ce cas

(1) Rénon, Aspergillose intestinale (*Soc. de biol.*, 11 janvier 1896).
(2) Kaufmann, *loc. cit.*, p. 353.

certainement primitive : des spores mal émulsionnées ont été séparées des matières alimentaires pendant les mouvements de mastication, et inhalées par l'air inspiré : il n'existait d'ailleurs aucune parcelle d'aliment dans les poumons : des fragments de ceux-ci, ensemencés sur tubes de liquide de Raulin, donnèrent des cultures d'aspergillus fumigatus.

L'autre lapin présentait, en plus des mêmes lésions pulmonaires, des lésions de *forme tuberculeuse* très abondamment répandues sur l'intestin grêle et le cæcum, mais plus petites que celles obtenues par la voie veineuse : il n'en existait ni sur le gros intestin, ni sur l'estomac, l'œsophage et la cavité buccale.

β. Les quatre lapins survivants n'avaient point perdu de leur poids : deux furent tués par chloroforme le jour de la cessation des expériences, le quinzième jour : ils ne présentaient aucune lésion tuberculeuse dans aucun organe.

γ. Un mois après, on reprit pour les deux lapins restants l'ingestion de spores, au moment où dans les écuries de laboratoire on substitue la nourriture d'hiver à celle d'été : à cette époque, les animaux sont souvent atteints d'affections intestinales légères accompagnées d'amaigrissement et de diarrhée qui créent un terrain favorable tout spécial. Ces deux lapins devaient recevoir pendant huit jours, chaque matin, mélangée à du son, la même ration de spores que précédemment. Le septième jour, un des animaux avait succombé, le ventre très distendu et très ballonné, avec perforation intestinale et péritonite consécutive.

Le dernier lapin, sacrifié quelques jours après par chloroforme, ne présentait aucune lésion tuberculeuse du tube digestif.

4°. *Tissu sous-cutané.* — *Muscles.* — L'inoculation des spores dans le tissu cellulaire sous-cutané des lapins et des cobayes et dans le muscle pectoral des pigeons n'amène presque jamais la mort. Nous ne l'avons vue survenir qu'une seule fois, chez un lapin qui succomba trois mois après l'injection de trois centimètres cubes d'une émulsion de cinq palettes de spores faite sous la peau de l'abdomen.

5°. *Parenchymes.* — Les injections dans les parenchymes, poumons, foie, reins, ne font pas périr les animaux. Si on les sacrifie, il est possible d'observer les lésions mycosiques ainsi produites, mais elles guérissent en général assez rapidement.

6°. *Séreuses.* — Il n'en est pas de même des injections dans les séreuses, péritoine, plèvre, séreuses articulaires.

L'injection des spores dans le péritoine des cobayes et des lapins amène presque toujours l'issue fatale en quinze à vingt jours, en employant une dose qui, par la voie veineuse, les tuerait en quatre à six jours : il se produit une généralisation des spores par la voie lymphatique, et même dans certains cas secondairement par la voie sanguine.

L'injection des spores dans la plèvre a donné quelques résultats à Grohe, mais beaucoup moins constants que ceux obtenus par la voie péritonéale.

Par l'injection des spores dans les cavités articulaires, cet auteur n'a réussi qu'à provoquer une arthrite suppurée.

7°. *Œil.* — *Cornée.* — L'injection des spores dans la cornée provoque presque toujours une kératite avec hypopyon et suppuration rapide de tout le globe oculaire : c'est un fait bien mis en relief par Leber (1) pour l'aspergillus fumigatus. Deutschmann (2), en inoculant des spores dans le corps vitré du lapin, a obtenu des résultats identiques et a même pu créer une ophtalmie sympathique du côté opposé.

C. — Diagnostic de l'aspergillose expérimentale.

Avant d'aller plus loin dans cette étude, et pour rendre plus compréhensible l'exposé d'expériences dont nous allons prochainement parler, il nous paraît indispensable d'indiquer ici la technique qui permet d'attribuer d'une façon absolue à l'aspergillus fumigatus la mort des animaux en expérience, sans qu'il soit possible de tenir compte d'une cause d'erreur due à une maladie intercurrente ou à une infection prise dans les cages ou les écuries du laboratoire.

L'examen peut porter sur des sécrétions pendant

(1) Leber, *loc. cit.*

(1) Deutschmann, Ueber experimentelle Erzeugung sympathischer Ophtalmie (*Archiv für Ophtalm.*, 1882, t. XXVIII, p. 291, et 1883, t. XXIX, p. 261).

la vie, ou sur les organes après la mort et l'autopsie de l'animal.

Qu'il s'agisse de sécrétions ou d'organes, il faut d'abord les recueillir aseptiquement avec toutes les précautions usitées en pareil cas, et les ensemencer dans des tubes de liquide de Raulin que l'on porte ensuite à l'étuve à 37 degrés. Les fragments d'organes tombent au fond des tubes. Dès le second ou le troisième jour du séjour à l'étuve, on voit sortir de la partie ensemencée des fragments isolés de mycélium qui s'élèvent et se réunissent en une touffe montant progressivement, par étages successifs, vers la surface du liquide qu'ils mettent trois à dix jours à atteindre. Il s'y forme quelques heures plus tard un tapis velouté blanchâtre qui, vingt heures après, se couvre de spores verdâtres. Celles-ci prennent une couleur noir de fumée, au bout de quelques jours. Si l'aspect vert persistait, il faudrait faire une culture sur gélose au liquide de Raulin, ou plus simplement sur gélose glycérinée, les cultures d'aspergillus fumigatus prenant toujours sur ce milieu leur couleur fumée caractéristique. Si le moindre doute subsistait encore, on pratiquerait l'examen microscopique des spores, des stérigmates et des têtes sporifères, pour voir leur disposition et leurs dimensions. Ce n'est que dans des cas exceptionnels qu'on aura à faire les cultures en gouttes pendantes. On injectera ensuite au pigeon ou au lapin les spores obtenues par culture, et on observera de nouveau tout le cycle de l'aspergillose expérimentale.

De plus, l'examen histologique des sécrétions et des organes permet d'y rencontrer, par les colorations et par les coupes, du mycélium ou des spores.

Nous avons toujours employé cette méthode dans toutes nos recherches sur l'homme et sur les animaux.

D. — Passage du mycélium de l'aspergillus fumigatus dans les urines, au cours de l'aspergillose expérimentale.

Nous avons fait une série d'expériences sur l'aspergillose urinaire expérimentale, qui nous ont permis de fixer quelques points de pathologie générale intéressants : nous croyons devoir les rapporter ici :

Ces recherches ont porté sur les urines de lapins de garenne et de lapins domestiques, inoculés dans les veines avec des spores virulentes d'aspergillus fumigatus (1). Ces urines étaient recueillies dans la vessie après la mort, soit qu'on ait sacrifié les animaux au début et dans le cours de l'affection, soit qu'ils aient succombé à l'extension progressive des lésions.

α. Nous avons, cinq, sept, dix et quinze minutes après l'injection des spores, sacrifié ces lapins par section du bulbe et par ingestion d'alcool dans la bouche. Après avoir stérilisé la face antérieure de la vessie à l'aide d'une baguette de verre chauffée au rouge, nous avons puisé le contenu de l'organe avec

(1) Rénon, Passage du mycélium de l'aspergillus fumigatus dans les urines, au cours de l'aspergillose expérimentale (*Soc. de biol.*, 18 avril 1896).

des pipettes stérilisées, et nous l'avons réparti dans des tubes de liquide de Raulin. Tous ces tubes, mis à l'étuve à 37 degrés, sont restés stériles. L'urine, recueillie de la même façon, fut centrifugée, et dans le dépôt, coloré à la thionine, nous n'avons point retrouvé de spores du champignon : l'urine, d'ailleurs, n'était point albumineuse. Il était dès lors évident, que dans ce court espace de temps, les spores n'avaient pu traverser le filtre rénal, et qu'elles se comportaient, à ce point de vue, différemment des bactéries dont on a pu constater la présence dans les urines cinq minutes après leur introduction dans la voie sanguine (1).

β. Chez d'autres lapins, sacrifiés de vingt-quatre à quarante-huit heures après l'inoculation, nous avons recueilli dans la vessie l'urine avec les mêmes précautions. Les résultats positifs des cultures sur le liquide de Raulin furent d'autant plus nombreux qu'on s'éloignait davantage du moment de l'injection des spores dans les veines. Les urines, souvent albumineuses, présentaient parfois des hématies dans le dépôt centrifugé, fait observé déjà par Grawitz et Kaufmann : de plus, quand les cultures étaient positives, on y trouvait presque toujours des fragments de mycélium après coloration. Il y avait corrélation entre ces deux ordres de recherches, l'examen direct et les cultures.

γ. Après la mort naturelle, en suivant la même

(1) A. Biedl et R. Kraus, *Archiv für experim. Path. und Pharmakol.*, Bd XXXVII, Heft 1, p. 105, décembre 1895.

technique, nous avons généralement obtenu des résultats positifs, tant dans les cultures sur tubes de liquide de Raulin que dans l'examen du dépôt : les urines étaient albumineuses dans tous les cas.

Ces recherches nous ont aussi permis de constater l'intégrité de l'uretère, que nous avons toujours trouvé indemne, et l'existence de lésions vésicales assez fréquentes. Celles-ci, *d'apparence et de forme tuberculeuses*, amènent une rétention d'urine avec distension très prononcée de l'organe. Cette cystite nous paraît résulter de l'inoculation des spores par la voie sanguine, et non de leur développement (ou de celui du mycélium) dans l'urine : les spores et le mycélium ont peu de tendance à végéter dans l'urine généralement alcaline, parfois neutre, exceptionnellement acide des lapins : nous n'avons jamais pu obtenir de culture en mettant à l'étuve des pipettes remplies d'urine dont quelques gouttes donnaient des résultats positifs sur liquide de Raulin. D'ailleurs, nous avons sacrifié des lapins sains et normaux, et, après avoir puisé de l'urine dans leur vessie, nous l'avons répartie dans des tubes stériles que nous avons ensemencés avec des spores virulentes d'aspergillus fumigatus : quand l'urine était alcaline, rien ne se développait; quand elle était acide, on ne constatait qu'une légère ébauche de mycélium sans fructification. Les résultats différaient complètement de ceux que nous avons obtenus avec l'urine humaine normale.

Dans *toutes* ces expériences, les reins ont été cultivés sur liquide de Raulin, et dans *tous* les tubes on a pu constater l'existence du champignon. Sauf chez les animaux sacrifiés cinq, sept, dix et quinze minutes après l'injection, ces organes présentaient les lésions macroscopiques classiques de l'aspergillose qui ne font jamais défaut dans l'infection par la voie veineuse, et qui sont si marquées au moment de la mort, que l'on conçoit très bien le passage du mycélium dans les urines.

E. — Transmission de l'aspergillose expérimentale de la mère au fœtus (1).

Nous avons, le vingtième jour de leur gestation, inoculé dans les veines deux lapines de même poids avec sept centimètres cubes d'émulsion de trois palettes de spores d'aspergillus fumigatus dans du bouillon.

α. La première, quatre jours après l'injection, mit bas, six à sept jours avant leur terme, quatre fœtus morts et macérés, et deux autres le lendemain. Ayant assisté à la parturition de deux des quatre premiers petits lapins, nous pûmes les recueillir dans des boîtes de Pétri stérilisées; nous avons, avec les précautions d'usage, puisé avec une pipette stérilisée dans le bout fœtal de la veine ombilicale quelques gouttes de sang, selon la méthode employée pour la tuberculose humaine par MM. Thiercelin et

(1) Rénon, Influence de l'infection aspergillaire sur la gestation (*Soc. de biol.*, 27 juillet 1895).

Londe (1), Londe (2), Bar et Rénon (3), et nous les avons ensemencées sur le liquide de Raulin. L'autopsie de ces fœtus ne nous permit pas de trouver de tubercules dans leurs organes : le foie et les poumons furent ensemencés sur liquide de Raulin.

L'autopsie des quatre autres fœtus fut faite, sans déceler de tubercules; mais nous n'avons point voulu faire de cultures avec leurs organes, à cause de l'état de dilacération dans lequel ils se trouvaient.

La lapine mourut le lendemain, vingt-cinq jours après le début de la gestation : à l'autopsie, nous avons trouvé une *tuberculose* très étendue du foie, des reins et des poumons. L'utérus contenait encore les placentas qui, soigneusement examinés, nous parurent indemnes de lésions tuberculeuses. Des ensemencements furent faits sur liquide de Raulin, avec le foie, les reins, les placentas : tous ces tubes donnèrent des cultures d'aspergillus fumigatus.

Des organes des fœtus, les poumons seuls restèrent stériles : les tubes, qui renfermaient des fragments de pipette contenant le sang de la veine ombilicale, donnèrent des cultures de champignon, développées, l'une aux dépens du fragment inférieur de la pipette, l'autre aux dépens de la partie supérieure. Le résul-

(1) Thiercelin et Londe, Deux nouveaux cas de tuberculose congénitale (*Méd. mod.*, 1893, p. 398).

(2) P. Londe, Nouveaux faits pour servir à l'histoire de la tuberculose congénitale (*Revue de la tub.*, 1893, p. 125).

(3) Bar et Rénon, Présence du bacille de Koch dans le sang de la veine ombilicale de fœtus humains issus de mères tuberculeuses (*Soc. de biol.*, 29 juin 1895).

tat fut également positif dans les tubes ensemencés avec le foie.

β. Chez la seconde lapine, l'évolution fut différente : elle mit bas à terme le trentième jour dans la nuit, et nous n'avons vu les fœtus que quelques heures après : quatre étaient morts, deux vivants. L'examen approfondi des quatre fœtus morts ne nous permit pas de trouver trace de tubercules dans leurs organes. Des ensemencements furent faits avec le sang du cœur, le foie, les reins de trois d'entre eux seulement, le quatrième, éventré par la mère, ne pouvant donner lieu à aucun examen sérieux.

Les deux autres lapins vivants moururent deux jours après leur naissance, sans lésions tuberculeuses de leurs organes : leur foie fut ensemencé sur liquide de Raulin.

La mère succomba le troisième jour, avec des *lésions tuberculeuses* très discrètes du foie et des reins; l'utérus ne contenait plus les placentas et ne présentait pas de tubercules. On fit des cultures sur liquide de Raulin avec le foie, les reins et des fragments de l'utérus.

Les tubes, ensemencés avec le foie et les reins de la mère, donnèrent de l'aspergillus fumigatus; ceux contenant les organes des fœtus et les fragments utérins restèrent stériles.

Ces faits sont analogues à ceux observés dans la tuberculose humaine. La lapine la plus atteinte n'alla pas jusqu'à son terme, et ses fœtus, sans lésions tuberculeuses apparentes dans les organes, et malgré l'intégrité des placentas, présentaient des spores d'aspergillus dans le sang de leur veine ombilicale et dans leur foie, ce qui établit d'une façon indéniable la possibilité de la transmission de l'affection de la mère au fœtus. La lapine la moins atteinte mit au monde des fœtus, les uns vivants, les autres morts : aucun d'eux n'avait hérité de l'infection mycosique, ce qu'expliquait, d'ailleurs, l'absence de champignon dans l'utérus.

CHAPITRE IV

LÉSIONS ASPERGILLAIRES EXPÉRIMENTALES.

Ces lésions, produites par les inoculations de spores d'aspergillus fumigatus aux animaux, sont très multiples et dépendent en grande partie du mode de contamination employé.

La voie sanguine, artérielle ou veineuse dissémine les spores dans presque tous les organes, reins, poumons, foie, péritoine, plèvres, muscles, intestins, moelle des os ; mais tous les organes ne sont pas égaux devant l'infection mycosique. Tandis que chez les oiseaux, surtout chez le pigeon, c'est uniquement le foie qui est atteint, chez le cobaye et le lapin, ce sont les reins que l'on trouve toujours altérés. Nous aurons soin d'ailleurs, dans la description des lésions de chaque organe, d'indiquer la fréquence de l'altération par les diverses voies.

Quels que soient les organes atteints, toutes les lésions de l'aspergillose expérimentale revêtent une forme unique, la *forme de lésions tuberculeuses;* aussi, dans bien des cas, le diagnostic avec la tuberculose bacillaire de Koch eût-il été impossible sans l'emploi rigoureux de la méthode de différenciation sur laquelle nous avons insisté plus haut.

A. — Méthodes de recherches du champignon dans les organes. — Technique des colorations.

On peut constater dans les organes la présence du mycélium de l'aspergillus fumigatus sans recourir aux colorations. Il suffit pour cela d'écraser un fragment d'organe entre deux lames et de placer la pulpe écrasée ainsi obtenue dans une solution de potasse à 20 p. 100 pendant quelques minutes : en recouvrant ensuite avec une lamelle et en examinant au microscope, on peut voir les rameaux de mycélium et les spores, s'il en existe encore.

Pour avoir de belles préparations, c'est une autre technique qu'il convient de suivre. On recueille un fragment d'organe aussi près que possible du moment de la mort, on le débite en petites tranches de deux, trois ou quatre centimètres de longueur, d'une épaisseur d'un à un demi-centimètre. On peut, dans les cas très urgents, placer ces morceaux sur le microtome à congélation par l'éther ou le chlorure de méthyle ; en procédant ainsi, il est possible d'obtenir des coupes suffisantes pour l'examen bactériologique du champignon, mais souvent moins bonnes pour l'étude des réactions histologiques des tissus, en raison de leur fréquente altération.

Pour avoir d'excellentes préparations, il vaut mieux recourir à d'autres procédés, et fixer les éléments, soit en plaçant les fragments dans de l'alcool à 95 degrés ou plutôt dans de l'alcool absolu, soit, ce qui est de beaucoup préférable, en les plongeant pendant vingt ou vingt-quatre heures dans une solution de sublimé acétique. On peut employer pour cet usage du sublimé à saturation dans l'eau distillée, dans laquelle on ajoute 5 p. 100 d'acide acétique cristallisable. On lave les morceaux dans l'eau distillée, puis on les place, soit dans la série des alcools à 36 degrés, 60 degrés, 90 degrés, et alcool absolu, soit dans l'acétone dilué, dans trois quarts, dans moitié d'eau, puis dans l'acétone pur, mais en ayant grand soin de ne pas les laisser trop longtemps dans ce dernier liquide, pour que le durcissement ne soit pas exagéré. On inclut dans la celloïdine, ou, ce qui est plus commode, dans la paraffine, et on pratique sur ces fragments, par les procédés usuels, des coupes suffisamment minces, qu'il reste à colorer.

Au début de nos études sur l'aspergillose, nous avions employé, comme l'indiquent MM. Dieulafoy, Chantemesse et Widal, après coloration au picro-carmin de Orth, soit la méthode de Weigert avec décoloration à l'huile d'aniline, soit la méthode de Gram avec décoloration rapide par l'alcool absolu, achevée ensuite avec l'essence de girofle. Nous devons dire qu'à cette période de début de nos recherches, la coloration avec le violet de gentiane nous a paru difficile, parce qu'à tout coup nous décolorions les champignons. Une méthode qui nous a bien réussi par la suite a été, soit de laisser la préparation au moins vingt minutes dans le violet, soit de chauffer légèrement sur la platine jusqu'à ce qu'il se dégage de légères vapeurs du porte-objet; de cette façon nous sommes arrivé à une coloration assez intense du mycélium. MM. Gaucher et Sergent ont observé également cette difficulté de coloration du mycélium : ils ont essayé, mais sans plus de résultat, la coloration du fond du parenchyme à l'éosine alcoolique, et celle de l'aspergillus au bleu du Kühne avec décoloration par l'alcool et l'essence de girofle, après fixation préalable par une solution de tannin au dixième. Une autre méthode leur a mieux réussi : laisser les coupes vingt-quatre heures dans le violet de gentiane aniliné et quatre à cinq minutes dans la solution de Lugol, puis décolorer par l'alcool absolu et l'huile d'aniline. Lucet, en usant du même procédé, a obtenu de fort bons résultats.

Depuis le mois de janvier 1895, nous avons substitué à l'emploi de la méthode de Gram et de Weigert, l'usage de la thionine phéniquée d'après la formule que nous avons donnée plus haut (voir page 51). On laisse les coupes une minute à peine dans le bain colorant, on lave rapidement à l'eau distillée, puis on décolore avec quelques gouttes d'alcool absolu ou d'acétone pur. Il suffit de passer au xylol et de monter dans le baume pour avoir de fort belles préparations, dans lesquelles le mycélium est coloré fortement en rouge violet et les éléments en tons bleus de nuance variable du plus joli aspect.

Le seul reproche que l'on puisse faire à ce procédé, d'une pratique courante et facile, c'est que parfois, avec une thionine qui n'est pas d'excellente qualité, la préparation peut se décolorer à la longue. Avec de la thionine allemande, nous avons très rarement noté cet inconvénient.

B. — **Lésions macroscopiques et microscopiques observées dans les organes.**

1°. *Appareil rénal.* — Ainsi que Grohe, Block et Grawitz l'avaient remarqué les premiers, les reins sont profondément et constamment atteints chez le lapin : il en est de même chez le cobaye, et il n'y a presque rien à ajouter à la description de ces auteurs. Ces organes sont doublés ou quadruplés de volume : leur surface est rouge, congestionnée et criblée de petits points jaunâtres, un peu saillants, de *forme tuberculeuse*, et du volume d'une tête d'épingle. La capsule est épaissie et infiltrée, mais se laisse assez facilement détacher sans qu'il y adhère de parcelles du parenchyme. Quand on coupe le rein dans sa longueur, on voit que les points blancs de la surface se prolongent dans la profondeur sous forme de stries dirigées vers le hile : toute la substance corticale est criblée de nodules blanc jaunâtre, un peu saillants sur la coupe, du même volume que ceux observés sous la capsule. Les uns sont arrondis, les autres sont allongés, formant de véritables stries dirigées dans le sens de celles de la surface médullaire, et s'étendant plus ou moins loin d'un côté vers la capsule et de l'autre vers cette substance, dans laquelle ils pénètrent rarement jusqu'à la papille. Ces nodules blanchâtres, limités, sont entourés d'une zone congestive ou même hémorrhagique, qui peut rester isolée ou se fusionner plus ou moins avec les voisines. Quand les lésions sont très avancées, il n'est pas rare d'observer, en enlevant la capsule, un peu de pus crémeux très épais s'échappant des nodules, et qui résulte de la fonte purulente de ces foyers.

Histologiquement, on voit que les nodules sont essentiellement formés d'un feutrage de filaments mycéliens. Ceux-ci prennent en général naissance dans un glomérule pour s'étendre dans tous les sens, traverser la paroi des capillaires, la capsule de Bowmann, la paroi des tubes urinifères, pénétrer indistinctement tout le tissu, et prendre une disposition radiée à la périphérie des îlots mycosiques. Quand il a pénétré dans un tube urinifère, le mycélium se propage très rapidement dans la lumière de ce tube qu'il oblitère presque complètement. Dans toute la zone envahie par le parasite, les éléments du tissu rénal sont *nécrosés;* les cellules sont gonflées, troubles; leurs noyaux ont perdu la faculté de prendre les matières colorantes. Toutes ces parties sont infiltrées par une quantité considérable de leucocytes mono et polynucléaires, tassés contre les fragments du mycélium, et prenant même par endroits un aspect caséeux, surtout si la mort a été tardive : dans certains cas même, c'est à une matière d'apparence franchement purulente que l'on a affaire. Les fragments de mycélium deviennent d'autant moins appréciables que ces lésions sont plus avancées, et ils

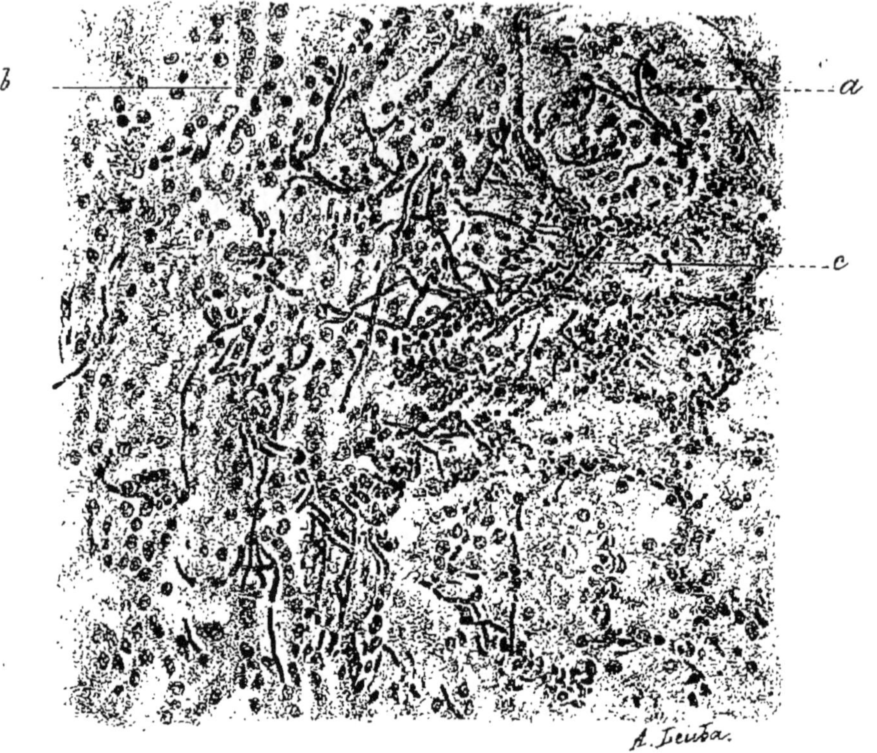

Fig. 2. — Foyer aspergillaire dans un rein de lapin. — *a*, glomérule. — *b*, tubuli contorti. — *c*, foyer caséeux en voie de développement (Leitz, obj. 7, oc. 3).

peuvent disparaître complètement des foyers morbides, détruits par une véritable phagocytose. Quand la terminaison fatale est précoce, la leucocytose est beaucoup moins abondante ; c'est là un point que nous avons bien souvent vérifié et dont nous donnerons plus loin l'explication en parlant des premiers stades de l'infection. Mais ce qui est très remarquable, c'est que, en dehors des nodules mycosiques, les éléments du rein ne sont pas altérés : il n'existe pas de lésions de néphrite. Si l'on ensemence dans des tubes de liquide de Raulin un petit fragment de rein recueilli aseptiquement à l'autopsie, on obtiendra, en quelques jours, une culture d'aspergillus fumigatus pathogène pour les animaux.

Dans certains cas, l'aspergillose rénale peut guérir par un processus sclérosant très actif ; nous en avons observé un remarquable exemple qui nous paraît intéressant à rapporter.

Chez un lapin nous avions, en injectant une faible quantité de spores, puis ensuite une quantité plus considérable, provoqué une aspergillose expérimentale chronique, qui durait depuis cinq moins et demi quand nous avons sacrifié l'animal en pleine santé apparente. A l'autopsie, nous n'avons rien trouvé dans les poumons : le foie présentait un gros *tubercule* de la grosseur d'une lentille qui, ensemencé dans le liquide de Raulin, donnait trois jours après une culture d'aspergillus fumigatus, preuve de l'infection aspergillaire de l'animal.

Les reins, toujours atteints dans l'infection par la voie sanguine chez le lapin, présentaient des lésions manifestes (1) : sur le rein droit on trouvait deux *tubercules* à sa face antérieure ; le rein gauche était au contraire couturé, pour ainsi dire, de cicatrices qui lui donnaient un aspect de rein ficelé. On en

(1) Rénon, Du processus de curabilité dans la tuberculose aspergillaire (*Soc. de biol.*, 16 mars 1895).

observait deux principales : l'une, longue de un centimètre, parallèle au grand axe de l'organe et située sur sa face antérieure ; l'autre, beaucoup plus longue, s'étendant du bord externe au hile du rein et perpendiculaire à son grand axe : cette cicatrice, sinueuse, parsemée çà et là de petites encoches, se terminait sur le bord externe par une perte de substance anfractueuse qui aurait pu loger une petite lentille. De plus, la face postérieure et la face antérieure du rein étaient criblées de petits trous cupuliformes, vestiges d'anciens tubercules. On observait à la coupe quelques bandes cicatricielles dans l'axe des pyramides et quelques petites pertes de substance.

Histologiquement, dans les coupes de l'organe fixé par le sublimé acétique et après coloration par l'éosine-hématoxyline d'Erlich, on pouvait déjà voir, dans la région des cicatrices, du tissu de sclérose manifeste. A un faible grossissement, le tissu malade prenait l'aspect d'un coin enclavé dans le tissu sain. A un fort grossissement, il était constitué par des cellules embryonnaires et du tissu conjonctif adulte qui envahissaient à peu près tout, comprimaient et atrophiaient les quelques glomérules et les quelques tubes contournés qui n'avaient pas déjà disparu. La limite entre le tissu malade et le tissu sain était très nette.

La coloration par la méthode de Gram n'a révélé aucun fragment mycélien dans toutes ces parties, non plus que dans un tubercule fibreux existant au centre de la coupe. Dans un autre tubercule formé de couches concentriques de cellules embryonnaires en voie d'évolution scléreuse, on trouvait, au centre, des fragments mycéliens très nets se présentant sous forme de trois corps radiés d'inégale grandeur, dont les branches, étranglées et moniliformes par places, avaient mal pris la couleur et ressemblaient extraordinairement à l'actinomycose. Nous retrouvons les mêmes formes mycosiques dans un tubercule scléreux, mais elles sont pâles, grisâtres, indécises, non colorées et comme mortes. Il existait encore un tubercule complètement fibreux, sans cellules embryonnaires, véritable cicatrice au milieu du tissu rénal. En dehors de ces vestiges du champignon, nous n'avons jamais trouvé, après la coloration avec la thionine (excellent moyen de déceler les productions mycosiques dans les organes), que quelques rares fragments de mycélium épars dans le parenchyme.

Le tissu rénal est relativement peu altéré : dans les tubuli, quelques cellules sont abrasées, aplaties, mais leur noyau se colore très bien par l'hématoxyline ; dans les glomérules, on trouve par places quelques noyaux des anses glomérulaires ayant pris, sous l'influence du violet de gentiane, la teinte rouge caractéristique de la dégénérescence amyloïde à son début.

Ce fait de cicatrisation rénale semble prouver que le processus de sclérose est curateur de l'aspergillose, comme de la tuberculose bacillaire de Koch.

Dans toutes les autopsies que nous nous avons faites, nous n'avons jamais noté d'altérations de l'uretère.

La vessie présente dans certains cas des *nodules tuberculeux* avec petites érosions de la muqueuse, et infiltration mycosique de ses parois.

2°. *Appareil circulatoire.* — Chez le lapin, le cœur est fréquemment atteint : à la surface ou dans l'épaisseur du myocarde on remarque des nodules de grosseurs variables, blanchâtres ou jaunâtres, ainsi qu'une myocardite parenchymateuse généralisée avec dégénérescence des fibres musculaires.

Dans les gros vaisseaux nous n'avons pas observé de lésions, mais dans les capillaires on trouve souvent une infiltration embryonnaire des parois avec quelques productions mycosiques.

Dans le sang, Grawitz a constaté une abondante leucocytose ; il n'y a pas d'autres altérations, les spores n'ayant aucune tendance à se développer dans ce liquide.

3°. *Foie.* — Tandis que chez le lapin et le cobaye, les lésions du foie sont peu considérables et consistent uniquement en quelques nodules blanchâtres et jaunâtres, souvent assez gros, parfois même de la dimension d'un pois, cet organe, au contraire, est toujours très atteint chez le pigeon : on y trouve une multitude de petits nodules, de *forme tuberculeuse*, tellement petits qu'on est quelquefois obligé de regarder à la loupe pour les voir, surtout si l'animal a succombé très rapidement ; si la mort a été plus tardive, les nodules prennent la dimension d'une petite tête d'épingle et sont parfaitement visibles à l'œil nu : leur nombre est très considérable. On note en plus de la congestion et de l'augmentation de volume du foie, qui laisse écouler, à la coupe, une assez grande quantité de sang noirâtre.

Histologiquement, ces foyers sont composés de rameaux de mycélium prenant naissance au voisinage des vaisseaux ou souvent dans le lobule lui-même, s'étendant de proche en proche et amenant une *nécrose* de la cellule hépatique. Au début, dans les cas à évolution rapide, on note autour de ces points une congestion intense : ici, comme dans le rein, ce n'est qu'au bout d'un certain temps qu'apparaît la réaction leucocytaire, qui s'accompagne aussi de la disparition progressive du mycélium.

4°. *Muscles.* — Dans le tissu musculaire, il existe des nodules de forme allongée suivant le sens des fibres, et ressemblant à des abcès miliaires et même à des trichines encapsulées. Les muscles volontaires ne sont pas tous également atteints : chez le lapin, les adducteurs de la cuisse, les muscles abdominaux, les intercostaux, les grands dorsaux et le diaphragme sont particulièrement intéressés. On note, en plus des nodules, des altérations assez marquées des fibrilles musculaires.

5°. *Tube digestif.* — Chez les pigeons inhalés avec des spores d'aspergillus fumigatus, la cavité buccale présente souvent des nodules caséeux, de la grosseur d'un pois, qu'on a dénommés sous le nom de « chancre », dans lesquels on peut retrouver des fragments de mycélium.

Chez les lapins inoculés par la voie veineuse, nous

avons obtenu, à peu près dans le sixième des cas, la dissémination des spores dans l'intestin qui était lésé en même temps et de la même façon que les muscles, le foie et les reins, sièges classiques des désordres mycosiques. On observe sur toute la longueur de l'intestin, surtout dans le cæcum, plus rarement dans le gros intestin, de nombreux petits amas blanchâtres, de *forme tuberculeuse*, de la grosseur d'une tête d'épingle : il n'en existe pas sur l'œsophage, et assez rarement dans l'estomac. Ces tubercules, vus dans certaines aspergilloses mal définies par Grohe, et par Olsen et Gade dans l'infection produite par l'aspergillus subfuscus, siègent dans les parois de l'intestin, et, à la coupe de l'organe, on n'en trouve point sur la surface libre de la muqueuse ; celle-ci est, de plus, indemne de toute ulcération, la mort rapide des animaux ayant empêché la fonte caséeuse des tubercules.

Histologiquement, ces tubercules siègent les uns dans les follicules clos démesurément agrandis, les autres dans la sous-muqueuse : après coloration à la thionine, ils prennent une couleur bleuâtre qui les montre composés d'une masse caséeuse centrale, en voie de ramollissement, entourée d'une zone de cellules embryonnaires sans cellules géantes : sur le pourtour de ces deux zones, on trouve du mycélium, très délicat et très fin, coloré en rouge violet. Les autres parties de l'intestin sont complètement indemnes de toute altération. Quand la mort des animaux est un peu tardive, il n'existe plus de mycélium dans les lésions.

Quand l'infection aspergillaire est due à l'injection de spores dans le péritoine, il n'est pas rare de trouver sur l'intestin des nodosités présentant la

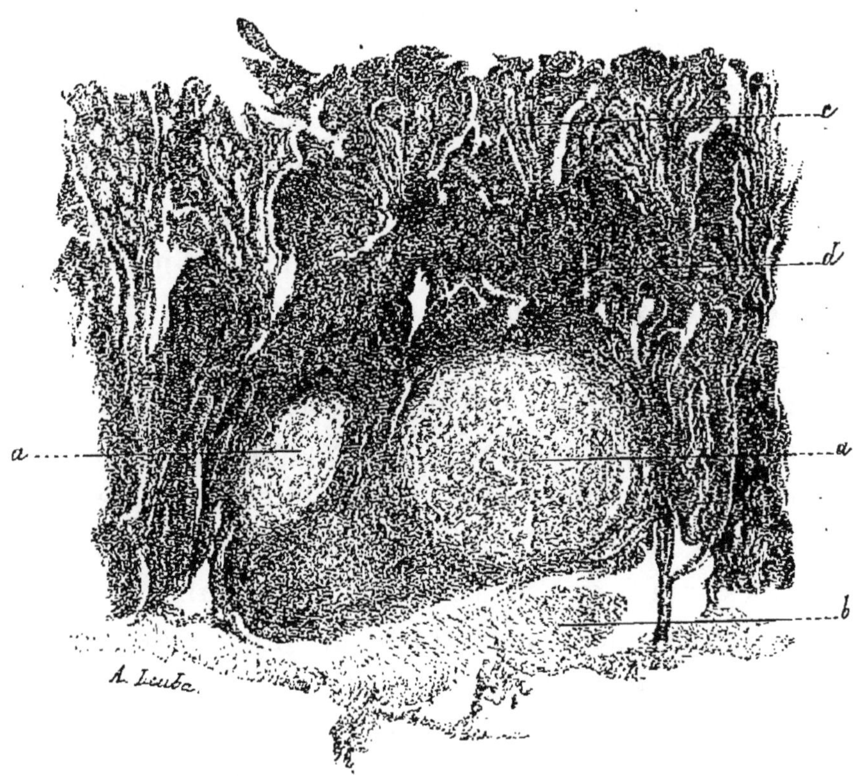

Fig. 3. — Tubercules aspergillaires du cæcum chez le lapin, et dans lesquels le mycélium a disparu. — *a*, tubercules aspergillaires en voie de caséification. — *b*, couche musculaire. — *c*, couche glandulaire, — *d*, infiltration embryonnaire de la muqueuse (Leitz, obj. 4, ocul. 1).

plus grande ressemblance avec celles obtenues par la voie veineuse.

Dans les cas très rares où l'aspergillose intestinale est consécutive à l'ingestion de spores, on peut noter sur l'intestin grêle et le cæcum, en sacrifiant les animaux, les lésions identiques à celles que nous avons décrites plus haut, mais plus petites. Dans des cas exceptionnels des ulcérations peuvent se produire et l'intestin se perfore, comme dans le fait que nous allons rapporter, et qui fut observé chez un lapin.

A l'autopsie, l'ouverture de la cavité péritonéale est suivie d'un dégagement de gaz considérable et d'un écoulement d'un liquide louche, mélangé à des matières fécales verdâtres : les anses intestinales, rouges, sont couvertes d'arborisations très marquées; elles sont agglutinées par quelques fausses membranes, très abondantes du côté gauche où le dépôt fibrineux est très compact. En déroulant l'intestin grêle, nous voyons dans cette région sortir, par un orifice de la dimension d'une tête d'épingle, des matières fécales. Toute cette partie avec ses membranes, ainsi que des fausses membranes isolées, sont ensemencées sur tubes de liquide de Raulin et donnent des cultures d'aspergillus fumigatus (1). En sectionnant l'intestin, on trouve, à 3 centimètres au-dessus de la perforation, une ulcération recouverte d'une croûtelle noirâtre; une autre moins profonde siège plus haut; il existe quelques tubercules sur le cæcum, mais ils manquent complètement dans la cavité buccale, dans l'œsophage, dans l'estomac et le gros intestin. Nous n'avons point

(1) Nous tenons à faire remarquer que dans ce cas les cultures confirment le passage de l'aspergillus fumigatus dans le péritoine à travers la perforation, mais non l'origine aspergillaire de cette péritonite.

examiné la sérosité péritonéale au point de vue microbien, parce qu'il nous a semblé qu'on y rencontrerait tous les microbes des matières fécales qui étaient passées dans le péritoine.

L'examen histologique nous a montré que, dans cette forme d'infection, les tubercules siègent dans les follicules clos et dans la muqueuse; après coloration à la thionine, le mycélium est beaucoup plus rare que dans l'infection par la voie veineuse, mais les lésions de la muqueuse sont prédominantes : il y a infiltration de tous ses éléments et notamment des glandes par les bactéries intestinales. Les ulcérations résultent manifestement de la fonte caséeuse des tubercules, et nous avons pu constater à ce niveau une dissociation des tuniques avec destruction de la muqueuse et de la couche musculaire.

6°. *Appareil respiratoire.* — Par l'injection de spores dans le système circulatoire des pigeons et des lapins, on ne produit guère que des lésions pulmonaires : le larynx, la trachée et les bronches sont en général indemnes.

D'ailleurs, les lésions du poumon sont inconstantes : ce sont des foyers ayant tout à fait l'aspect de *tubercules miliaires*, et qui ne peuvent en être différenciés à l'œil nu. Histologiquement, ils ressemblent aux nodules du rein, avec développement du mycélium, *nécrose* des cellules tapissant les alvéoles, congestion périphérique et infiltration leucocytique; mais ici la leucocytose est beaucoup plus marquée et beaucoup plus rapide que dans les autres organes.

Après inhalation, en injectant des spores dans la trachée, les lésions portent sur la trachée, les bronches et le poumon. La trachée et les bronches présentent souvent l'aspect que nous avons décrit dans l'aspergillose spontanée des oiseaux : c'est-à-dire qu'on y note des *tubercules* et des lésions en plaques, avec développement du mycélium et fructifications abondantes du champignon. Dans le poumon, si l'on insuffle une petite quantité de spores, on observe des nodules de *forme tuberculeuse* identiques à ceux obtenus par la voie veineuse ; si la quantité de spores inhalées est considérable, on constate une fonte purulente de tout l'organe, avec des cavernes et abondante infiltration mycosique. Mais, comme dans le poumon la leucocytose est très active, il est assez rare, comme l'ont bien remarqué Grawitz, Lichtheim et Kaufmann, qu'après le sixième et le septième jour on puisse retrouver dans les coupes des fragments de mycélium. L'origine aspergillaire des lésions ne peut plus être décelée que par les cultures.

7°. *Système osseux.* — Les spores peuvent se développer dans la moelle des os, quand elles sont injectées par la voie veineuse, et Lucet a noté des altérations mycosiques au niveau des points de soudure des os longs et des épiphyses chez les jeunes animaux.

Nous avons pu observer, chez un de nos lapins, une lésion aspergillaire des vertèbres, qui a pris l'allure d'un véritable mal de Pott (1). Ce lapin, qui avait

(1) Rénon, Mal de Pott aspergillaire (*Soc. de biol.*, 25 janvier 1896).

résisté à une abondante injection dans les veines de spores d'aspergillus fumigatus datant de trois années, fut pris, quatorze jours après une nouvelle injection veineuse de spores récentes virulentes, de paralysie du train postérieur : la paralysie s'étendit deux jours plus tard aux muscles de l'abdomen et du tronc, et l'animal succomba le dix-huitième jour.

A l'autopsie, on trouva la rate et les reins parsemés de granulations miliaires, avec des foyers cicatriciels semblables à ceux déjà décrits chez le lapin : un fragment de l'un et l'autre organe ensemencé sur tubes de liquide de Raulin donna une culture d'aspergillus fumigatus. Le foie et les poumons étaient complètement indemnes.

La colonne vertébrale était le siège de curieuses lésions : quand on ouvrit le canal rachidien pour retirer la moelle, à la fin de la région dorsale, entre la onzième et la douzième vertèbre dorsale, on trouva sous le dure-mère une petite masse caséeuse qui comprimait la moelle à ce niveau. Quelques centimètres plus bas, dans la région lombaire, entre la troisième et la quatrième vertèbre lombaire, il existe un autre foyer beaucoup plus gros et d'origine plus ancienne que le premier. La colonne vertébrale, à sa partie antérieure et au point correspondant de la région dorsale malade, présente un petit abcès de la grosseur d'un pois qui fait saillie au niveau du disque intervertébral ; dans la région lombaire, on remarque une ébauche beaucoup plus marquée d'abcès par congestion, puisque là la collection purulente est à peu près du volume d'une noisette.

La matière caséeuse de ces deux abcès fut ensemencée sur tubes de liquide de Raulin : *dans tous*, de la parcelle ensemencée s'élevèrent des touffes de

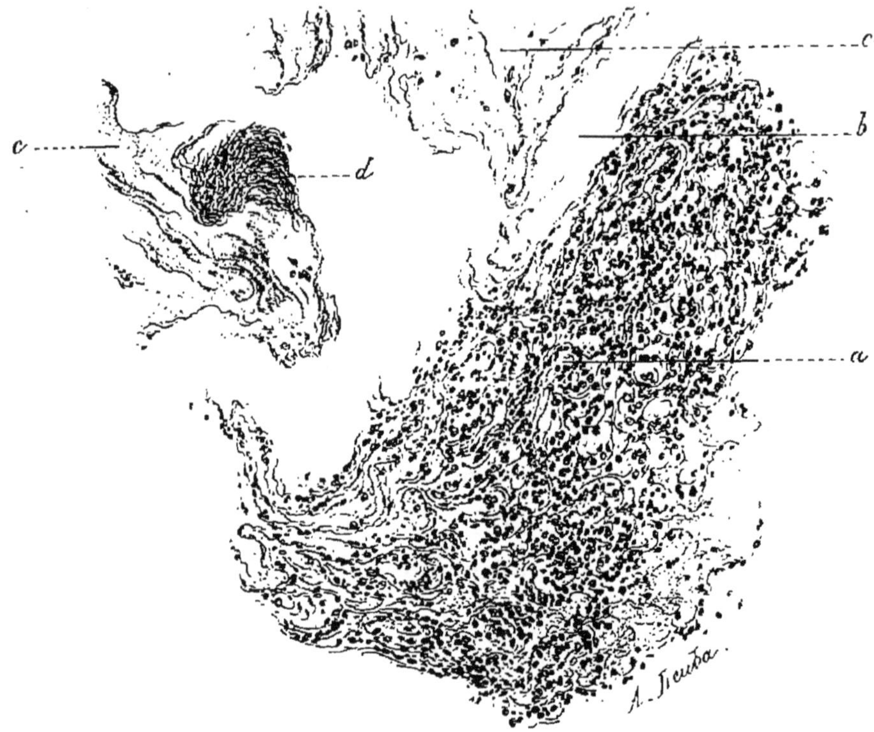

Fig. 4. — Aspergillose vertébrale chez le lapin. — *a*, masse embryonnaire et caséeuse éliminée du tissu vertébral. — *b*, sillon d'élimination de cette masse. — *c*, tissu osseux. — *d*, fragments mycéliens, les uns gros, les autres plus déliés (Leitz, obj. 4, oc. 3).

mycélium qui donnèrent à la surface des spores d'aspergillus fumigatus pathogène pour le lapin. D'ailleurs, l'examen direct de cette matière caséeuse fraîche avait permis d'y voir des fragments de mycélium très net avec double contour : on les retrouve, après coloration à la thionine, à leur aspect violet pâle au milieu des masses caséeuses bleuâtres. L'examen fait avec la fuchsine de Ziehl ne révèle pas la présence de bacilles de Koch : des cobayes, inoculés sous la peau de l'abdomen avec du contenu des abcès, sacrifiés quarante-trois jours après, ne présentaient aucune lésion tuberculeuse, ni au point d'inoculation, ni dans leurs viscères.

Nous avons examiné les deux vertèbres malades du foyer supérieur : elles sont séparées l'une de l'autre par une matière caséeuse de la consistance du mastic, et nous avons pu constater que les parties ramollies pénétraient profondément dans le corps vertébral. Une des vertèbres, fixée au sublimé acétique, fut décalcifiée par l'acide chlorhydrique à 1 p. 100. Pendant cette opération, quelques fragments s'étaient dissociés d'eux-mêmes : écrasés sur une lamelle et colorés à la thionine, ils ont paru composés d'un nombre considérable d'éléments embryonnaires mono et polynucléés, et, par places, d'éléments allongés réunis bout à bout ayant toute l'apparence du mycélium aspergillaire.

Des coupes de la vertèbre furent traitées par le picro-carmin, la méthode de Gram, la fuchsine de Ziehl, le bleu de Kühne et la thionine qui permit de bien apprécier les lésions. Ce qui domine, c'est l'envahissement du corps vertébral par du tissu embryonnaire qui en occupe la plus grande partie. Il existe encore quelques trabécules osseux : les uns forment des îlots isolés; les autres, réunis par leur base à la partie saine de l'os, émettent des prolongements qui circonscrivent des cavités les unes fermées, les autres ouvertes du côté des points ramollis, et remplies par le nouveau tissu. Celui-ci se compose de trois séries d'éléments, de cellules fixes, d'éléments migrateurs poly et mononucléaires, et d'énormes cellules hyalines pourvues de noyaux en forme de croissants et de spirales, et qui semblent être des cellules cartilagineuses ayant subi un processus kariokynétique : tous ces éléments sont agglomérés par places sous forme de nodules facilement reconnaissables.

On trouve, au centre de ces masses embryonnaires, quelques points caséeux, mais c'est surtout à la périphérie de la préparation, du côté malade, qu'on les observe : il n'y a pas trace de cellules géantes. Tous ces points en voie de caséification sont infiltrés d'une masse considérable de filaments ramifiés et enchevêtrés les uns avec les autres; ce mycélium aspergillaire se compose d'éléments délicats et fins, identiques à ceux trouvés directement dans la matière caséeuse de l'abcès, mais en quantité beaucoup plus grande. La recherche du bacille de Koch a été négative dans ces coupes.

8°. *Rate.* — Chez le lapin, la rate n'est altérée que très rarement, et on n'y constate que très peu de foyers mycosiques, identiques à ceux du foie. Chez le cobaye, Lucet a pu constater des lésions considérables de cet organe qui est doublé et triplé de volume, et infiltré d'une énorme quantité de *tubercules* parfois grisâtres et miliaires, parfois plus volumineux et blanchâtres. Ils sont essentiellement constitués par des filaments de mycélium mélangés à des globules blancs plus ou moins nombreux suivant l'âge des lésions.

9°. *Séreuses. — Péritoine. — Plèvres.* — Les séreuses articulaires sont exceptionnellement atteintes dans l'infection par la voie veineuse. Il en est de même du péritoine et de la plèvre.

Dans un cas, nous avons trouvé, associées à des lésions intestinales, des *lésions tuberculeuses* du péritoine pariétal qui était criblé de petits points blanchâtres : le péritoine contenait vingt grammes d'une sérosité louche mélangée à des fausses membranes fibrineuses. Il s'agissait d'une péritonite à forme ascitique, d'origine sûrement aspergillaire, puisque l'ensemencement sur tubes de liquide de Raulin des tubercules pariétaux et du liquide péritonéal a donné des cultures pures d'aspergillus fumigatus.

L'injection de spores dans le péritoine produit, soit les mêmes lésions, soit d'autres plus marquées avec infiltration en masse du grand épiploon et du mésentère, périhépatite et périsplénite, et généralisation par la voie lymphatique.

En injectant dans la plèvre de lapins des spores de champignons dont l'action pathogène était mal définie à son époque (penicillium glaucum, aspergillus glaucus), mais parmi lesquels l'aspergillus fumigatus devait certainement tenir la plus grande place, Grohe put produire des lésions pleurales qui se généralisèrent en amenant la mort des animaux en onze à quatorze jours. A la suite d'inoculations d'aspergillus fumigatus dans la trachée, MM. Dieulafoy, Chantemesse et Widal ont vu, chez le pigeon, des lésions aspergillaires s'étendre des canaux bronchiques à la plèvre recouverte « d'une couche de moisissures », fait que nous avons confirmé chez des pigeons spontanément malades. Nous avons observé, chez un lapin *infecté par la voie veineuse*, un cas d'aspergillose pleurale qui constitue presque une rareté, puisque, depuis que nous nous occupons de cette mycose, c'est la première fois qu'il nous est donné de le rencontrer (1).

Ce lapin, qui servait de témoin dans une expérience, avait reçu dans les veines trois centimètres cubes d'une émulsion de trois palettes de spores d'aspergillus fumigatus dans cinq centimètres cubes de bouillon peptonisé ; il succomba le quatrième jour. A l'autopsie, on trouva, à l'ouverture de la cavité abdominale, les lésions ordinaires du foie et surtout des reins, qui furent reconnues aspergillaires par cultures sur tubes de liquide de Raulin. En ouvrant la cavité thoracique on constate l'intégrité du péricarde et du cœur, de la plèvre et du poumon droits qui ne présentaient à leur surface aucune lésion de forme tuberculeuse ou autre : sur la plèvre gauche, il existe un exsudat fibrineux faisant adhérer le poumon gauche à la partie supérieure de la paroi thoracique. Ces fausses membranes blanchâtres, stratifiées, épaisses de deux à trois millimètres à peu près,

(1) RÉNON, Aspergillose pleurale (*Soc. de biol.*, 1er février 1896).

coiffaient le sommet du lobe supérieur du poumon qu'elles entouraient complètement. La partie inférieure de la plèvre est saine, et on ne trouve pas trace de liquide épanché. Une partie des membranes facilement détachables fut ensemencée sur tubes de liquide de Raulin : de la partie fibrineuse s'éleva

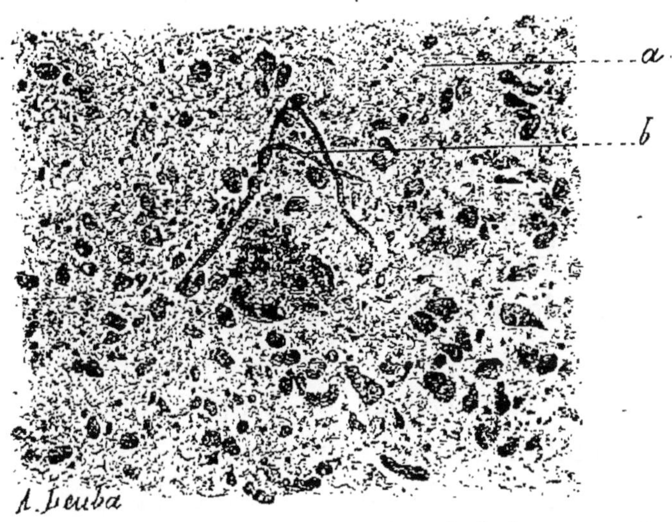

Fig. 5. — Aspergillose pleurale. — *a*, tissu de la fausse membrane. — *b*, mycélium aspergillaire. — entre les branches de ce mycélium, à la partie inférieure, se voit une cellule géante très nette (Leitz, obj. 7, oc. 1).

du mycélium qui donna, à la surface du liquide, des spores d'aspergillus fumigatus pathogène pour le lapin.

Le poumon gauche examiné macroscopiquement ne présentait aucune lésion, ni tuberculeuse, ni autre, tant à la surface qu'à la section. Le lobe supérieur, fixé par le sublimé acétique, fut coupé et coloré par la méthode de Gram et la thionine. A l'examen microscopique on fut frappé de l'intégrité relative du parenchyme pulmonaire : sur les bords seulement on remarque des foyers de pneumonie corticale dans les alvéoles les plus superficiels. La plèvre épaissie est sillonnée de villosités, ébauches de bourgeons embryonnaires, qui pénètrent dans la masse fibrineuse : celle-ci se compose d'un fin réticulum de fibrine enserrant dans ses mailles des leucocytes réunis par places en amas, et des globules rouges contenus dans des cavités de nouvelle formation qui prennent dans quelques endroits un véritable aspect télangiectasique. Dans les amas de leucocytes, sur la plèvre et dans les fausses membranes, on voit des filaments de mycélium ramifié très net, et nul autre parasite.

10°. *Système nerveux.* — On peut observer chez le lapin quelques lésions mycosiques de l'encéphale, après injection de spores dans la carotide. Les lésions sont exceptionnelles, quand les spores sont inoculées par la voie veineuse. Lucet a pu noter des lésions mycosiques dans le cervelet d'un lapin qui avait été pris de mouvement de roulement sur son axe. Chez un lapin atteint de mouvements convulsifs, l'autopsie la plus minutieuse des centres nerveux ne nous a révélé aucune lésion. Nous avons examiné macroscopiquement et microscopiquement la moelle d'un lapin qui, dans les derniers jours de son infection aspergillaire, avait présenté de la paralysie du train postérieur : sur les coupes, après fixation par la liqueur de Flemming et coloration à la safranine et au rouge de Magenta, nous ne constatâmes à la région dorsale et à la région lombaire aucune lésion, ni histologique, ni parasitaire.

11°. *Peau.* — *Organes des sens.* — La peau n'est que tout à fait exceptionnellement atteinte, après infection par la voie veineuse.

L'œil présente au contraire des altérations variées, altérations mycosiques de la rétine par l'injection de spores dans la carotide, altération de tout le globe oculaire quand les spores sont inoculées directement dans la chambre antérieure ou dans la cornée : on note des nodules blanchâtres, de la kératite, de l'hypopyon et de la panophtalmie.

C. — Le tubercule aspergillaire. — Son origine. Son évolution. — Son histogenèse.

Dans toutes les lésions expérimentales que nous venons de décrire, ce qui attire immédiatement l'attention, c'est leur extraordinaire ressemblance avec la tuberculose, puisque rien a priori ne peut distinguer les altérations aspergillaires des reins, du poumon, du foie, des os, du péritoine, etc., des lésions obtenues dans ces organes avec le bacille de Koch, et que seuls, l'examen bactériologique, les cultures et les inoculations sont capables de juger la question. L'aspergillose expérimentale est donc à proprement parler une pseudo-tuberculose, qui, en pathologie générale, trouve sa place à côté de toutes les pseudo-tuberculoses, vermineuses, zoogléiques, bacillaires, ou autres. Le nodule aspergillaire, l'*aspergillome*, est donc un pseudo-tubercule, ou mieux, un tubercule spécial ayant une physionomie toute particulière, et il nous semble qu'on peut parfaitement lui donner le nom de tubercule aspergillaire : cette dénomination peut servir à le distinguer des autres tubercules et indiquer ses caractères anatomiques ; la maladie qu'il détermine expérimentalement, l'*aspergillose*, est en réalité une tuberculose aspergillaire.

Pour l'étude spéciale du tubercule aspergillaire, nous citerons en partie les travaux de Ribbert et ceux de MM. Dieulafoy, Chantemesse et Widal, auxquels il y a peu à ajouter.

Ribbert (1) a porté ses recherches sur des lapins qu'il inoculait dans la veine de l'oreille avec des spores d'aspergillus flavescens et d'aspergillus fumigatus. Il ne leur injectait que de faibles doses de spores en légère émulsion pour ne pas les tuer spontanément, et il les sacrifiait plus tard, à différents intervalles, pour examiner ce qui s'était passé, dans les poumons, le foie et les reins.

Pour le foie ses conclusions sont les suivantes :

« Après l'injection d'une faible quantité de spores dans une veine mésentérique ou dans une veine de l'oreille, les germes isolés sont bientôt serrés de près par les leucocytes; dans l'intérieur des nodules tuberculeux qui résultent de leur agglomération, ils n'arrivent qu'à un pénible développement, et sont après deux jours englobés par les cellules épithéliales géantes

(1) Ribbert, Der Untergang pathogener Schimmelpilze im Körper Bonn, 1887, p. 23.

dans lesquelles ils finissent par devenir invisibles. »

Le processus paraît être le même dans le poumon.

« Après injection d'une faible quantité dans une veine de l'oreille, les spores furent très promptement enserrées par les leucocytes dans les capillaires et dans les alvéoles. Dans les nodules macroscopiques, qui résultaient de cette accumulation des globules blancs, elles ne parvenaient ordinairement qu'à très mal se développer et se trouvaient, après vingt-quatre ou quarante-huit heures, entourées de cellules épithéliales géantes dans lesquelles elles se désagrégeaient, pour arriver bientôt à ne plus pouvoir être aperçues. Après l'injection de grandes quantités, les spores remplissaient entièrement les capillaires, en formant des groupes serrés dans les alvéoles, et n'étaient ni aussi rapidement, ni aussi abondamment entourées par les leucocytes : elles pouvaient alors former des rejetons réguliers, englobés plus tard seulement par les cellules géantes, sauf les branches bien développées qu'on voyait entourées seulement par les cellules rondes. Après insufflation d'une petite quantité de spores, dans la trachée, on voyait se développer des nodules ressemblant aussi à des tubercules comme Grawitz l'avait déjà noté

« Après six jours et plus, il n'était pas habituellement possible de pouvoir trouver des vestiges de l'aspergillus, car les fragments de mycélium et les spores disparaissaient étouffés par l'abondante prolifération des cellules rondes. »

Ces résultats touchant les réactions du tubercule

vis-à-vis du champignon, MM. Dieulafoy, Chantemesse et Widal les avaient obtenus et les expriment ainsi :

« Les lésions histologiques qui sont de tous points comparables à celles de la tuberculose bacillaire, sont particulièrement intéressantes à étudier dans les différentes formes de cette mycose. Sur une coupe de poumon, colorée par la méthode de Weigert, on voit une grande quantité de nodules tuberculeux entourés, à leur périphérie, de cellules géantes. On peut suivre facilement l'évolution de ces nodules. Les plus jeunes sont formés par une agglomération de cellules leucocytiques on épithéliales autour d'un ou de plusieurs rameaux mycéliques. Les granulations plus anciennes, présentent à leur centre un feutrage de mycélium, dont les rameaux entrelacés se colorent mieux à la périphérie, au voisinage immédiat des cellules géantes. Dans certains cas le tubercule est uniquement représenté par une très grande cellule à noyaux multiples, dont le protoplasma contient une ramification de mycélium, soit vivante et bien colorée, soit altérée dans sa structure, moniliforme, décolorée et comme en partie digérée par la phagocytose, pour dire le mot.

« Les rameaux mycéliques apparaissent parfois disséminés et espacés au milieu d'une grande masse de cellules dites embryonnaires.

« Quelques-uns de ces tubercules ont atteint l'évolution fibreuse : le centre n'est plus représenté que par un protoplasma fibrillaire contenant de petits blocs bleuâtres, vestiges du champignon, ou même ne renfermant plus rien, comme si le tubercule avait détruit le parasite, preuve d'une guérison locale.

« Autour de ces tubercules, l'infiltration leucocytique s'étend parfois jusque dans les alvéoles adjacents, constituant ainsi des blocs de pneumouie sillonnés de vaisseaux à volume variable.

« Certains de ces vaisseaux sont remplis d'un coagulum de globules blancs, les autres sont dilatés et gorgés de globules rouges. Cette congestion péri-tuberculeuse est toujours très développée. »

En 1892, nous sommes arrivé exactement aux mêmes résultats, en examinant des organes de pigeon, de lapin et de cobaye : nous avons vu, à côté de cellules géantes et de cellules épithélioïdes digérant pour ainsi dire des fragments de mycélium à peine colorés à leur extrémité, des traînées de globules blancs enserrer des tubes de mycélium qui n'étaient point encore séparés de la branche principale qui leur avait donné naissance. Nous avons enfin, comme Ribbert, sacrifié des animaux, à intervalles variables après leur inoculation, et pour cela, nous nous sommes adressé au cobaye qui paraît beaucoup moins sensible que le pigeon à l'inhalation de spores dans la trachée, ce qui nous permettait d'attendre assez longtemps pour tuer les animaux. Dans leurs poumons il n'existait pas de tubercules, mais seulement des rameaux mycéliens sur lesquels nous avons pu suivre le début du processus de défense si bien indiqué par Ribbert : les tubercules se seraient peut-être formés plus tard, la chose est possible, mais la plupart des spores ayant déjà disparu, il nous a semblé que dans ce cas l'organisme se soit défendu d'une façon vraiment remarquable.

Il nous faut d'ailleurs noter qu'on n'arrive pas toujours chez les animaux à la formation du tubercule en leur injectant des spores par la voie veineuse. L'aspergillus, tout comme le bacille de Koch, ne produit de tubercules que lorsque l'organisme a le temps de réagir, et, si après l'injection dans les veines d'un lapin ou d'un pigeon, on ne note chez le premier dans le foie, et chez le second dans le poumon, que quelques tubercules, le foie et le poumon sont parfois cependant farcis de rameaux mycéliens abondants qui cultivent sur liquide de Raulin : de même, chez le lapin, l'injection de bacilles de Koch dans les veines tue l'animal en quelques jours, sans qu'il se produise de tubercules, avec bacillémie dans tous les organes, tandis qu'au contraire les tubercules n'apparaissent que trois ou quatre semaines après l'injection dans le péritoine. Les pigeons morts d'aspergillose spontanée présentent des tubercules beaucoup plus gros dans les poumons que ceux qu'on observe quand on les tue par inhalation dans la trachée; les tubercules sont encore beaucoup plus petits après l'inoculation dans les veines, et il semble que chez ces animaux, qui forment un milieu de culture vivant si favorable au champignon, ils soient d'autant moins nombreux et d'autant plus gros que l'infection est moins grande.

Dans toutes les recherches expérimentales que nous avons entreprises depuis 1892, nous avons eu l'occasion de faire les mêmes remarques sur l'histogenèse du tubercule aspergillaire : nous avons examiné, comme Borrel (1) l'a fait pour le bacille de Koch, des reins de lapins sacrifiés un temps variable après l'infection ; dès la dix-huitième heure, nous avons noté toute la série de réactions histologiques des tubercules telles que nous venons de les exposer. Avant la quinzième heure, les lésions sont toutes différentes, et la série d'expériences que nous allons relater fera bien comprendre l'évolution de la maladie.

D. — **Du premier stade de l'infection dans l'aspergillose expérimentale** (2).

Pour essayer d'élucider le mécanisme de l'infection dans le premier stade de l'aspergillose expérimentale, nous avons fait une série d'expériences comparatives avec un aspergillus pathogène, l'aspergillus fumigatus, et un aspergillus non pathogène, l'aspergillus niger.

L'action pathogène de l'aspergillus fumigatus nous est très connue maintenant : l'innocuité de l'aspergillus niger est bien établie, depuis les expériences de Kaufmann. Nous avons souvent vérifié le fait, et

(1) Borrel, Tuberculose expérimentale du rein (*Ann. de l'Institut Pasteur*, 1894, p. 65).

(2) Rénon, Recherches sur le premier stade de l'infection dans l'aspergillose expérimentale (*Soc. de biol.*, 25 juillet 1896).

c'est à peine si, après une très abondante injection de spores d'aspergillus niger dans les veines de lapins, nous avons pu parfois noter un léger amaigrissement : ces animaux ne sont nullement incommodés ou sont promptement rétablis. Si on les sacrifie quelques jours après l'inoculation, on ne trouve aucune des lésions ordinaires de l'aspergillose dans leurs organes.

Quelle est la raison de cette différence entre ces deux parasites d'espèce si voisine ?

Il est possible d'invoquer, a priori, la différence du degré de température nécessaire à leur développement.

On sait que l'aspergillus fumigatus pousse très bien chez le lapin, dont la température normale (38°) est celle qui convient le mieux pour obtenir le maximum de croissance du champignon dans les cultures. Par contre, les belles cultures d'aspergillus niger poussent à une température plus basse, 25 à 30 degrés environ : à 37-38 degrés, ce champignon se développe encore ; nous avons presque toujours obtenu des cultures dans ces conditions ; cependant, à cette haute température, le mycélium est plus grêle et les têtes sporifères plus petites ; mais les spores n'ont pas perdu leur pouvoir végétatif, puisque, ensemencées de nouveau à 37-38 degrés, elles donnent encore une nouvelle culture.

Il devenait intéressant de chercher si, dans l'organisme animal, l'aspergillus fumigatus pouvait se développer à des températures plus basses, et l'aspergillus niger à des températures plus élevées.

Nous avons à cet effet employé des animaux à sang froid, des grenouilles, placées dans des bocaux pleins d'eau et maintenus à des températures variables. Ces animaux furent inoculés dans le sac lymphatique, les uns avec un centimètre cube d'une abondante émulsion de spores d'aspergillus fumigatus (1) dans du bouillon, les autres avec la même dose de spores d'aspergillus niger, et nous en fîmes deux parts : les uns furent mis dans des bocaux placés dans le laboratoire, et dont la température, prise matin et soir, pendant les trente-cinq jours que dura l'expérience, oscilla entre 20 et 25 degrés ; les autres grenouilles restèrent dans des bocaux mis à l'étuve, et dont la température, relevée aussi matin et soir, varia de 36 à 38 degrés. Chaque série d'expériences comprenait des animaux inoculés avec de l'aspergillus niger et de l'aspergillus fumigatus, et des témoins.

Toutes les grenouilles mises à l'étuve succombèrent en même temps, le septième jour. Elles ne présentaient aucune lésion : les organes, ainsi que la lymphe retirée du sac lymphatique, ensemencés sur liquide de Raulin, donnèrent des cultures d'aspergillus fumigatus pour les animaux inoculés avec ce champignon, et des cultures d'aspergillus niger pour ceux qui avaient reçu ce dernier : tous les tubes ensemencés avec les témoins restèrent stériles. Des préparations, faites avec la lymphe retirée du sac lymphatique de

(1) La quantité de spores d'aspergillus fumigatus injectées à chaque grenouille était suffisante pour tuer en six jours un lapin de 2,200 grammes inoculé par la voie veineuse.

ces grenouilles, montrèrent de la façon la plus nette les spores d'aspergillus fumigatus ou d'aspergillus niger incluses dans les leucocytes ; il n'y en avait point de libres dans l'exsudat.

Toutes les grenouilles, laissées à la température du laboratoire, étaient encore vivantes trente-cinq jours après : sacrifiées, elles ne présentaient aucune lésion dans leurs organes, qui donnèrent tous, ainsi que la lymphe extraite du sac lymphatique, des cultures, soit d'aspergillus niger, soit d'aspergillus fumigatus, après ensemencement sur liquide de Raulin : les organes des animaux témoins restèrent stériles. Comme plus haut, l'examen microscopique de la lymphe du sac lymphatique démontra la présence des spores des deux champignons dans les leucocytes.

Il devenait dès lors évident que la température n'avait, dans ces expériences, aucune action sur le pouvoir pathogène des deux aspergillus : les grenouilles, inoculées avec chacun d'eux, et mises à basse température, n'avaient point succombé : celles, inoculées de la même façon et placées à haute température, étaient mortes très probablement de cette élévation de la température, puisqu'elles avaient succombé en même temps que les témoins, et qu'elles n'avaient aucune lésion dans leurs organes.

L'englobement des spores des deux champignons dans les leucocytes de la lymphe, après huit et trente-cinq jours de séjour dans l'organisme, la dissémination de ces spores dans les organes constatée par les cultures, et due vraisemblablement à la voie leucocytaire, puisque les injections ont été faites dans le sac lymphatique ; tout cela nous permet de supposer que l'innocuité des deux parasites chez la grenouille tient, non pas aux variations de leur température de développement, mais peut-être à une action phagocytaire protectrice, et il était permis de se demander, si ce n'était pas à cette même cause que pouvait être dû le pouvoir non pathogène de l'aspergillus niger chez le lapin.

Dans sa remarquable étude, Ribbert a bien mis en lumière toute la série des réactions phagocytaires qui tendent à limiter l'infection, dès que les spores de l'aspergillus fumigatus commencent à se développer dans les organes. Après avoir constaté que « l'englobement par les cellules ne prend toute sa valeur, que lorsqu'il se produit assez tôt », il avait bien vu que dans les reins la leucocytose est moins rapide et moins intense que dans le poumon et le foie, fait qui nous paraît en rapport avec le degré maximum des lésions dans les reins.

Si les spores se développent si bien dans ces organes, c'est que rien ne vient les gêner au début de leur germination. En sacrifiant des lapins deux minutes, dix-sept minutes, trois heures, douze et dix-huit heures après l'injection de spores d'aspergillus fumigatus dans les veines, nous avons pu voir l'englobement des spores par les leucocytes commencer vers la troisième heure, mais bien faiblement. La plupart des spores sont hors des globules blancs, et leur développement, à peine entravé, est en pleine activité vers la douzième et surtout vers la dix-huitième heure. C'est alors seulement qu'on note toute la série des réactions classiques du tubercule, nodules embryonnaires, cellules géantes, pour arrêter la marche envahissante du mycélium, ainsi que l'ont constaté tous les auteurs.

Nous avons ensuite cherché à obtenir le même

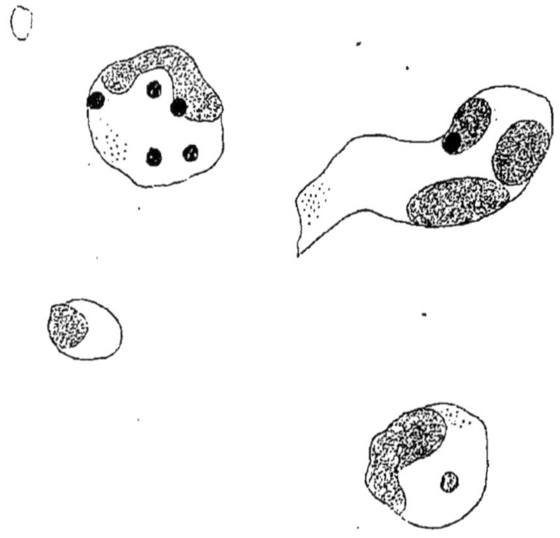

Fig. 6. — Spores d'aspergillus fumigatus dans les leucocytes du sac lymphatique de la grenouille trente-cinq jours après l'inoculation (Leitz, obj. immersion 1/12, oc. 1).

résultat, en mettant en contact in vitro des leucocytes et des spores d'aspergillus fumigatus, selon la méthode employée par Bordet (1) pour les microbes.

(1) « Il suffit de récolter chez un animal un peu d'exsudat riche en leucocytes, d'ajouter à cet exsudat un peu d'émulsion microbienne, de placer le mélange en chambre humide, à la température de 35 à 37 degrés, pour que la phagocytose s'accomplisse avec rapidité. Un moyen efficace d'obtenir un exsudat où les leucocytes abondent, consiste à injecter dans la cavité péritonéale d'un cobaye quelques

Avec l'exsudat péritonéal de cobaye et de lapin, c'est à peine si l'on constate au bout de trois heures la présence de quelques spores dans les leucocytes polynucléaires : presque toutes sont libres dans l'exsudat. Cette recherche, faite avec des spores d'aspergillus niger, a donné des résultats tout différents : au bout du même temps, les spores d'aspergillus niger

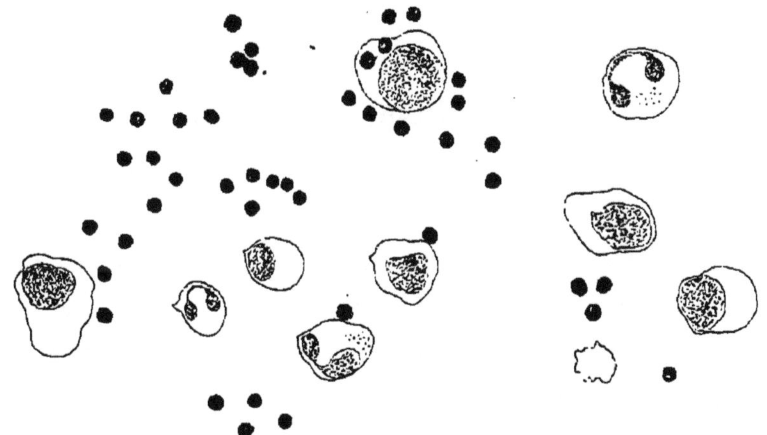

Fig. 7. — Spores de l'aspergillus fumigatus à la troisième heure de contact avec les leucocytes du cobaye. La minorité des spores est incluse dans les leucocytes (Leitz, obj. immersion 1/12, oc. 1).

sont presque toutes englobées, et c'est la minorité seulement qui se trouve libre dans l'exsudat.

Ces spores d'aspergillus niger restent vivantes dans l'organisne des lapins, bien qu'elles ne s'y dévelop-

centimètres cubes de bouillon peptonisé. Le lendemain, l'exsudation péritonéale renferme des globules blancs très nombreux. Des préparations faites au moyen de l'exsudat additionné de microbes sont fixées à l'acide picrique en solution aqueuse saturée, colorées ensuite par l'éosine (50 centigr. d'éosine dans 100 gr. d'alcool à 60°), puis par le bleu de méthylène en solution aqueuse saturée. » Bordet, Recherches sur la phagocytose (*Ann. de l'Inst. Pasteur*, 1896, p. 109).

pent pas. Si l'on sacrifie à intervalles réguliers, au bout de vingt-heures, deux jours, trois jours, quatre et cinq jours, ces animaux inoculés dans les veines, on voit tous les tubes de liquide de Raulin donner des cultures, après ensemencement des organes et du sang du cœur : les leucocytes du sang contiennent des spores visibles à l'examen microscopique. Il est possible que leur survie soit plus considérable encore, et qu'elle atteigne la longue durée qu'elle présente chez la grenouille.

Ces recherches mettent hors de doute l'action de la leucocytose au début de l'infection aspergillaire. Les réactions des globules blancs, intenses pour les deux parasites chez la grenouille, intenses pour le champignon non pathogène, médiocres et presque nulles pour le champignon pathogène chez le lapin, sont peut-être la raison directe de leur pouvoir virulent, sans qu'il soit possible d'expliquer la cause intime du phénomène.

E. — **Des formes actinomycosiques de l'aspergillus fumigatus.**

Lorsqu'on examine attentivement des préparations de divers organes d'animaux ayant succombé à l'aspergillose expérimentale, quelle qu'ait été la voie d'inoculation, on est parfois surpris d'observer des formes particulières du mycélium aspergillaire qui ressemblent à s'y méprendre à l'actinomycose.

Lichtheim, dans ses expériences sur l'aspergillus fumigatus, les avait observées le premier.

Laulanié, en 1884, les avait trouvées dans le poumon du lapin, soit dans l'intérieur des alvéoles, soit dans l'épaisseur de cellules géantes. « Dans tous les cas les agents parasitaires affectent la forme de rosaces on d'étoiles, dont les branches très courtes, jaunes, réfringentes, sont renflées à l'extrémité libre et effilées à l'extrémité adhérente. Lorsque ces groupes filamenteux sont incorporés dans une cellule géante, ils réalisent un ensemble en tout comparable à ceux qu'on trouve dans l'actinomycose à forme tuberculeuse (1). »

Ribbert les a observées aussi dans le poumon et les désigne sous le nom de « corps radiés ou rayonnants » : il rappelle que Lichtheim les avait déjà décrites et les avait « regardées comme des productions avortées, en indiquant leur extraordinaire ressemblance avec les végétations d'actinomycose ».

En 1892, nous avons constaté les mêmes faits dans le poumon d'un lapin qui avait servi à des essais de vaccination et qui était mort en deux mois d'aspergillose chronique : il existait dans certains « alvéoles des touffes très abondantes de mycélium faisant saillie dans des petites bronches, ressemblant à de l'actinomycose et paraissant avoir la plus grande analogie avec les corps radiés de Ribbert (2) ».

Nous avons trouvé encore le même aspect, en 1895, dans un rein de lapin sacrifié cinq mois et demi après

(1) Laulanié, Sur quelques affections parasitaires du poumon et leur rapport avec la tuberculose (*Arch. de physiol.*, 1884, p. 516).

(2) Rénon, Thèse, p. 65.

une injection d'aspergillus fumigatus dans les veines (voir page 104). « Dans un autre tubercule formé de couches concentriques, de cellules embryonnaires en voie d'évolution scléreuse, il existait, au centre, des fragments de mycélium très nets, se présentant sous

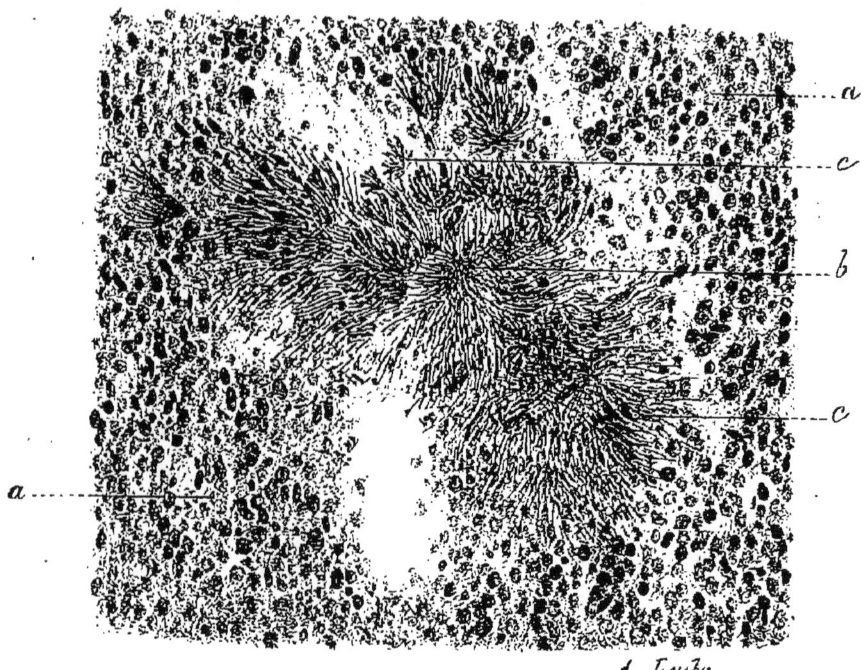

Fig. 8. — Formes actinomycosiques de l'aspergillus fumigatus dans un rein de lapin en voie de guérison. — *a*, cellules épithélioïdes. — *b*, centre d'un foyer actinomycosique. — *c*, massues actinomycosiques (Leitz, obj. 7, oc. 2).

forme de trois corps radiés d'inégale grandeur, dont les branches, étranglées et moniliformes par places, avaient mal pris la couleur, et ressemblaient extraordinairement à l'actinomycose (1). »

Lucet, chez le cobaye, a vu des figures semblables

(1) Rénon, Du processus de curabilité dans la tuberculose aspergillaire (*Soc. de biol.*, 16 mars 1895).

dans la rate. Dans les tubercules âgés de cet organe, on trouve des formes rayonnées simulant l'actinomycose, « mais il faut pour obtenir ces formes que le cobaye ne meure pas trop vite, en quatre ou cinq jours par exemple ».

Quelle est la signification de ces formes mycosiques spéciales ? On peut les rencontrer au début ou au décours de l'affection. Au début on les observe, même quand les réactions histologiques ne sont pas très considérables, tandis qu'au contraire plus tard, elles accompagnent toujours des altérations très marquées. Elles nous paraissent dans l'un comme dans l'autre cas « des productions avortées, » selon l'heureuse expression de Lichtheim, et nous pensons qu'elles sont « *l'indice de la défense extrême de l'organisme et de la vitalité moins grande du champignon* » (Rénon). C'est d'ailleurs un état morphologique qui n'a rien de spécial à l'aspergillus fumigatus. Il est aujourd'hui certain que l'aspect radié, caractéristique de l'actinomycose, est commun à différents parasites mycosiques et autres. Il paraît bien probable que cette disposition constitue une de leurs formes de résistance, qu'on rencontre rarement dans les cultures, mais qui est parfois la règle dans les tissus vivants. Tel est cet aspect observé par Sabrazès, à propos des pseudo-tuberculoses faviques, dans le poumon du lapin infecté par l'injection de spores d'oospora canina dans les veines (1) : tel est l'aspect constaté dans certaines cul-

(1) SABRAZÈS, Pseudo-tuberculoses faviques expérimentales (*Soc. de dermat. et de syphiligr.*, 7 avril 1893).

tures de bacilles de Koch par Metchnikof (1) et par Coppen Jones (2), et par ce dernier auteur dans les crachats de tuberculeux qui présentaient de véritables massues appendues aux bacilles, massues qui étaient de tous points comparables à celles de l'actinomycose.

(1) METCHNIKOF, Die Untersuchung des Auswurfes auf Tuberculbacillen. Iena, 1888.

(2) COPPEN JONES, *Centrabl. für Bakt. und Parasit.*, 1895, n°s 1 et 2, et 1896, t. XX, p. 393.

CHAPITRE V

ESSAIS D'IMMUNISATION.

Jusqu'à l'heure actuelle il est impossible d'obtenir une immunisation sérieuse des animaux contre l'aspergillose expérimentale ; tous les essais faits dans cette voie ont échoué : mais les recherches entreprises dans ce but sont des plus curieuses, et il nous paraît intéressant de les rapporter, car elles ont une certaine portée en pathologie générale ; elles permettent de bien saisir des différences entre le mode d'action des champignons et celui des bactéries. Ces recherches comprennent des essais faits avec des toxines du champignon, avec des sérums, des éléments non pathogènes, des spores modifiées par des agents physiques et chimiques, des spores virulentes et des spores atténuées par leur séjour dans de vieilles cultures.

A. — **Toxines.**

Il était permis de supposer a priori qu'on pourrait doter les animaux d'une certaine immunité, en employant les produits solubles que laisse dans les cultures l'aspergillus fumigatus, comme cela s'observe en pratique courante pour les microbes, et il fallait tout d'abord rechercher si le champignon ne produisait pas de toxines. Ces toxines pouvaient être, soit des toxines élaborées dans le milieu de culture pendant le développement de l'aspergillus fumigatus, soit des toxines extraites du champignon lui-même : en un mot, il était intéressant de voir si le parasite produisait des toxines extra-cellulaires, ou des toxines intra-cellulaires, ou peut-être les deux en même temps.

1° *Toxines extra-cellulaires.* — Kotliar (1) a recherché si le liquide des cultures de l'aspergillus fumigatus sur liquide de Raulin et sur bouillon, après le développement du mycélium et des spores, ne contiendrait pas des substances nocives pour les animaux, et il a expérimenté sur des pigeons qu'il inoculait ainsi dans les veines : il avait eu au préalable le soin de s'assurer que les liquides ainsi injectés dans le courant sanguin n'étaient pas toxiques avant qu'on ne les cultivât. Il se débarrassait des éléments vivants en les stérilisant par la chaleur, et il a pu voir que les cultures inoculées aux pigeons dans ces conditions ne produisaient aucun effet ; « ils survivaient sans présenter le moindre symptôme morbide ». Il filtrait ensuite les cultures en usant de différents procédés : d'abord de la bougie Chamberland, les animaux résistèrent ainsi qu'après l'injection des cultures stérilisées ; mais, comme il était possible que la substance toxique eût été altérée par la chaleur ou retenue sur le filtre, il opéra la filtration simplement avec un

(1) Kotliar, Contribution à l'étude de la pseudo-tuberculose aspergillaire (*Ann. de l'Inst. Pasteur*, 1894, p. 479).

triple filtre de papier stérilisé. Dans ces conditions, « l'injection intra-veineuse ne produisait pas toujours les mêmes effets, en ce sens que les pigeons inoculés avec la même quantité d'une culture de cinq jours, simplement filtrée sur papier, tantôt succombaient, tantôt restaient en vie sans avoir présenté de symptômes morbides ». A l'autopsie des pigeons qui succombaient, on trouvait les lésions aspergillaires classiques des viscères. Ceux qui résistaient, sacrifiés quelques mois plus tard, ne présentaient aucune lésion macroscopique apparente et les cultures de leurs organes restaient stériles.

L'explication de cette différence de résultats est fort simple. « Si le filtre retient toutes les spores ou n'en laisse passer qu'un petit nombre, l'animal dans ce dernier cas a rapidement raison d'elles, et survit à l'infection qui ne provoque chez lui aucune réaction appréciable : si, par contre, il passe à travers le filtre un grand nombre de spores, l'animal succombe avec les mêmes phénomènes qu'on observe après l'injection de cultures non filtrées, avec cette seule différence que dans le premier cas la mort survient plus tardivement, à cause du petit nombre de spores virulentes introduites dans l'organisme. » Les résultats sont les mêmes après l'usage de cultures faites sur bouillon peptonisé, de sorte qu'on peut dire « *d'une façon générale que l'aspergillus fumigatus ne forme pas de toxines extra-cellulaires dans les milieux sur lesquels on le cultive ordinairement* ».

Il ne forme pas non plus de substances vaccinantes :

des pigeons, inoculés avec des cultures stérilisées, ont reçu douze jours plus tard de la culture virulente et ils ont succombé en même temps que les témoins.

Lucet a repris les expériences de Kotliar, et il a pu voir comme lui que les milieux liquides, ayant servi au développement du champignon, ne tuaient pas les animaux; mais il a, par contre, constaté que ces solutions n'étaient pas sans action sur la santé de l'animal. C'est ainsi que chez le lapin, il a pu obtenir, après injection dans les veines d'une culture d'aspergillus fumigatus sur moût de bière datant de deux mois et filtrée sur porcelaine, une élévation de température de un degré et demi. De même, l'injection dans les veines d'une culture sur liquide de Raulin, filtrée par l'appareil de Kitasato, a pu amener une élévation de température de un degré 3 à un degré 4, mais les animaux n'ont pas succombé.

2° *Toxines intra-cellulaires*. — Nous avons recherché s'il n'existait pas de toxines dans le mycélium lui-même et surtout dans le mycélium jeune avant la formation des spores. Cultivant, dans 25 ballons à fond plat, de 25 centimètres de diamètre, de l'aspergillus sur solution de maltose de Sabouraud, nous avons, au bout de vingt-quatre heures d'étuve à 37 degrés, dissous le mycélium blanchâtre dans une solution aqueuse de potasse à 40 pour 100. Nous pûmes préparer ainsi 300 grammes de dissolution de mycélium et nous en fîmes deux parts (1) :

(1) RÉNON, Essais d'immunisation contre la tuberculose aspergillaire (*Soc. de biol.*, 20 juillet 1895).

α. La première (100 grammes) fut soumise à la dialyse pendant vingt-quatre heures, et le liquide contenu dans le dialyseur fut injecté dans le muscle pectoral de deux pigeons à la dose de cinq et dix centimètres cubes : ces pigeons ont survécu. Le reste de la solution dialysée, additionné de 1/2, 1/3, 1/4, 1/8 de glycérine, fut injecté dans le muscle pectoral de quatre pigeons : les deux premiers pigeons succombèrent, par suite de l'action toxique de la glycérine vérifiée sur deux pigeons témoins.

β. La seconde part (200 grammes) de solution, traitée par l'alcool à 90 degrés, donne un abondant précipité; celui-ci, lavé à l'alcool à 60 degrés, produisit trois grammes de résidu sec qui, dissous dans 40 grammes d'eau salée, fut injecté dans le muscle pectoral de deux pigeons, à la dose de quatre à six centimètres cubes, et, de la même manière et aux mêmes doses, aux quatre pigeons déjà inoculés avec le résultat de la dialyse. Tous ces animaux résistèrent.

L'action toxique des produits ainsi extraits était donc nulle. Existait-il une action vaccinante ?

Des six pigeons traités antérieurement, deux reçurent dans les veines deux centimètres cubes et demi d'une émulsion de deux palettes de spores d'aspergillus fumigatus dans du bouillon, et ils succombèrent en même temps que le témoin. Les quatre autres pigeons reçurent dans le pectoral la même dose de spores et résistèrent : ces quatre pigeons reçurent ultérieurement en quatre mois et en quatre fois dans les veines des doses de un quart, un et deux centimètres cubes d'émulsion d'une palette de spores, et de un centimètre cube de deux palettes : ils résistèrent à chaque inoculation, tandis que les témoins moururent. Pour l'épreuve définitive, nous leur avons injecté une dose considérable, deux centimètres cubes d'émulsion de deux palettes de spores : ils sont tous morts du deuxième au cinquième jour, un à deux jours après les témoins.

Ces résultats semblent nous prouver qu'il n'existe pas plus de toxines intra-cellulaires que de toxines extra-cellulaires, ou du moins que s'il existe des produits toxiques dans le mycélium, ceux-ci sont aussi incapables de tuer les animaux que de les prémunir contre une nouvelle inoculation.

B. — **Sérums.**

Ces essais, aussi négatifs que les précédents, ont porté sur des injections préventives faites, avant et après l'inoculation du champignon, avec le sérum antistreptococcique de Marmorek et du sérum d'animaux infectés par l'aspergillus fumigatus et recueilli un peu avant la mort.

1° Nous avons employé à la dose de un et deux centimètres cubes, préventivement vingt heures et une demi-heure avant l'injection, et une demi-heure après l'injection, le sérum antistreptococcique de Marmorek : les lapins, ayant reçu dans les veines deux centimètres cubes d'émulsion de deux palettes de spores, sont morts cinq, neuf et douze jours après l'injection; les témoins ont succombé le sixième jour.

2° Nous avons, peu de temps avant la mort, recueilli par saignée le sérum d'un lapin infecté par l'aspergillus fumigatus, et nous l'avons injecté à la dose de deux centimètres cubes et demi et de trois centimètres cubes sous la peau abdominale de deux lapins. Le premier reçut en même temps dans les veines un centimètre cube et demi d'émulsion de trois palettes de spores et mourut onze jours après; le second reçut, dix-neuf jours après l'injection de sérum, deux centimètres cubes d'émulsion de trois palettes de spores dans les veines et succomba le onzième jour.

C. — Éléments non pathogènes.

Dans cette série d'expériences nous avons employé le bouillon, un champignon et des microbes non pathogènes.

1° Essayant d'exciter les phagocites à l'aide du *bouillon*, selon la méthode employée par Issaeff (1) pour provoquer une abondante leucocytose, nous avons injecté dans les veines de deux lapins neuf centimètres cubes de ce liquide, et trente heures après deux centimètres cubes et demi d'émulsion de deux palettes de spores : les lapins sont morts le cinquième jour.

2° Nous avons, avec un champignon non patho-

(1) Issaeff, *Zeitschr. für Hygiene*, t. XVI, 1894.

gène, l'aspergillus niger, injecté trois lapins dans les veines, à la dose de deux, trois et quatre centimètres cubes de deux palettes d'émulsion de spores : après avoir maigri un peu, ils retrouvèrent et dépassèrent même, au bout de quatre semaines, leur poids initial et reçurent alors, dans les veines, de deux à trois centimètres cubes d'émulsion de trois palettes de fumigatus ; ils succombèrent quatre, dix-huit et vingt-neuf jours après, et, par les cultures, il fut impossible de trouver trace d'aspergillus niger dans leurs organes.

3° Nous avons, avec du proteus vulgaris ayant perdu sa virulence par de nombreux passages sur gélose, injecté dans les veines deux lapins : ces animaux ayant maigri les premiers jours, nous avons attendu qu'ils aient retrouvé leur poids initial pour les inoculer, et six semaines après la première injection, ils ont reçu dans les veines deux centimètres cubes d'émulsion de trois palettes de spores, et sont morts, l'un le septième jour, l'autre le dix-neuvième jour : il fut impossible, par les cultures des viscères, de retrouver trace du proteus vulgaris.

4° Des essais de vaccination faits sur des lapins avec injection préalable dans les veines de bacillus prodigiosus ont amené la mort rapide des animaux par septicémie due au prodigiosus qu'on pouvait retrouver dans les organes par les cultures et par les coupes : l'injection de spores virulentes d'aspergillus fumigatus a donc été impossible dans ce cas.

D. — Spores modifiées.

Les expériences ont porté sur l'injection préalable de spores modifiées par l'addition de corps chimiques dans les milieux de cultures et par la chaleur.

1° Nous avons essayé sur trois lapins, à la dose de un centimètre cube et demi d'émulsion de trois palettes de spores, l'injection de spores d'aspergillus ayant poussé sur des milieux contenant à faible dose du *nitrate d'argent*, de l'*iodure de potassium* et de l'*iode* : les lapins sont morts en quatre et cinq jours, en même temps que les témoins.

2° Ayant établi l'innocuité absolue d'injections de spores stérilisées à 110 degrés à l'autoclave dans les veines de lapins et dans le péritoine de cobayes et de pigeons (les animaux sacrifiés quinze jours après ne présentant pas trace du moindre tubercule), nous avons inoculé deux cobayes dans le péritoine avec des *spores stérilisées* et dix-huit jours après avec des spores virulentes : ils sont morts sept et onze jours après cette seconde inoculation, présentant quelques rares tubercules aspergillaires. Deux lapins, traités de la même façon par injection de spores stérilisées dans les veines, puis de spores virulentes quinze jours après, sont morts six et sept jours plus tard, avec une tuberculose aspergillaire généralisée (poumons, foie, reins). Les animaux témoins étant morts beaucoup plus tard (le cobaye en dix-sept jours, le lapin en douze jours), cet essai d'immunisation était désastreux.

3° Nous avons repris quelques mois plus tard cet ordre de recherches : les résultats que nous allons rapporter sont identiques.

Nous avons essayé, à l'autoclave et au bain-marie, l'action de la *chaleur* sur des tubes fermés à la lampe et contenant des spores d'aspergillus : après chaque expérience, les spores étaient ensemencées sur liquide de Raulin.

α. Sont restés stériles : les tubes portés à l'autoclave à 110 et à 100 degrés pendant cinq minutes, ceux mis à 82 degrés pendant six heures, à 60 degrés pendant cinq heures et demie, à 57 degrés 1/2 pendant quinze heures. — Avec chacun de ces tubes on a, à la dose de trois centimètres cubes d'émulsion de trois palettes, inoculé un lapin dans les veines : ces animaux résistèrent ; le deuxième jour, ils n'avaient point maigri et furent inoculés dans les veines avec trois centimètres cubes d'émulsion de trois palettes de spores virulentes. Tous succombèrent du quatrième au huitième jour, et d'autant plus rapidement que la stérilisation des spores primitivement injectées avait eu lieu à un degré plus élevé, absolument comme dans l'expérience relatée plus haut.

β. Ont donné une culture, les tubes restés à 60 degrés pendant dix minutes, à 57 degrés pendant trente minutes et une heure et quart, et ceux restés à 53 degrés pendant quarante-huit heures. — Un lapin a été inoculé dans les veines avec chacune de ces sortes de spores (trois centimètres cubes d'émulsion de trois palettes de spores). Tous sont morts du sixième au douzième jour, sauf un seul, le lapin inoculé avec les spores restées trente minutes à 57 degrés : cet animal, ayant maigri, fut inoculé douze jours après avec la même dose de trois palettes de spores virulentes ; il a succombé le dixième jour, en même temps que le témoin.

E. — Spores virulentes.

La possibilité d'immuniser les animaux par des injections progressivement croissantes de spores virulentes avait déjà attiré notre attention en 1892, à la suite de la lecture du travail de Ribbert : « Si, dit cet auteur, après avoir introduit de faibles quantités de spores dans l'appareil circulatoire d'un lapin qui en éprouve ainsi une leucocytose abondante, on lui fait supporter une nouvelle infection, les spores sont plus vite et plus abondamment entourées par les leucocytes et le développement de ces spores est bien plus vite entravé que chez un autre animal pris comme témoin (1). » Nous nous étions demandé alors, s'il ne serait pas possible de rendre réfractaire à une nouvelle dose de spores d'aspergillus un animal déjà inoculé antérieurement avec une faible dose. Nos essais avaient porté sur deux lapins que nous avions inoculés d'abord avec un centimètre cube d'émulsion de spores, puis l'un, deux mois après, avec deux centimètres cubes, et l'autre, six semaines après, avec

(1) Ribbert, *loc. cit.*, p. 58.

un centimètre cube et demi, et, quinze jours après cette seconde inoculation, une troisième fois avec deux centimètres cubes d'émulsion de spores. Les deux lapins avaient résisté à la première inoculation : il était permis de croire qu'ils étaient vaccinés. Nous ne le pensions pas, puisque le premier lapin était mort, mais la survie du second méritait d'être signalée, car il avait résisté pendant un mois à une dose qui tuait les témoins en six à huit jours.

En 1894, nous avions obtenu des résultats aussi intéressants dans un essai de vaccination fait sur deux lapins par une première injection de spores virulentes, en très petite quantité, incapable de les tuer immédiatement, et par une seconde injection, faite quelques jours après, avec une dose considérable de spores virulentes : les deux animaux (ayant reçu une première fois un demi-centimètre cube, et douze jours après deux centimètres cubes de spores), sont morts, l'un en deux mois et demi, l'autre sacrifié après cinq mois, présentant des lésions chroniques dont quelques-unes étaient en voie de régression.

En 1895, nous avons renouvelé nos expériences en inoculant des lapins d'une part sous la peau, et de l'autre dans les veines, avec de faibles doses, avant de leur donner de grandes quantités de spores virulentes.

1° Quatre lapins ont été inoculés *sous la peau*, avec deux centimètres cubes d'émulsion de une palette de spores virulentes ; aucun n'est mort. Dix jours après, nouvelle inoculation *sous-cutanée* de deux centimètres cubes de deux palettes : un lapin meurt dix jours après. Les trois autres, quinze jours après la seconde inoculation sous-cutanée, sont injectés *dans les veines* avec un demi-centimètre cube de deux palettes de spores. Ils maigrissent, mais survivent, et reprennent leur poids initial au bout de sept semaines. Deux mois après cette troisième inoculation, ils reçoivent *dans les veines*, l'un deux centimètres cubes, les deux autres un centimètre cube d'émulsion de trois palettes de spores. Le premier meurt quarante jours après l'inoculation, succombant à une affection ulcéreuse des deux oreilles, due à un acare et fréquente chez le lapin, et ne présentant que des lésions cicatricielles dans ses organes ; les deux autres survivent, et, après avoir maigri, reprennent leur poids vers la sixième semaine. Le témoin était mort le huitième jour.

2° Quatre lapins reçoivent *dans les veines* de petites quantités de spores virulentes (un demi-centimètre cube d'émulsion de une palette) ; l'un meurt sept jours après, les autres maigrissent, mais résistent. Au bout de trente jours, seconde inoculation *dans les veines*, de un demi-centimètre cube d'émulsion de deux palettes de spores : deux lapins succombent, l'un dix-huit, l'autre vingt jours après. Un seul résiste, maigrit, reprend en six semaines son poids initial ; deux mois après cette seconde injection, il est de nouveau inoculé *dans les veines* avec deux centimètres cubes d'émulsion de trois palettes de spores. Il maigrit et succombe vingt-deux jours après, le témoin étant mort le cinquième jour.

Dans toutes ces expériences, les autopsies ont été faites, et nous avons trouvé dans les organes (foie de pigeons, foie et reins de lapins) de *tous* les animaux ayant succombé, sauf chez le lapin mort de gale des oreilles, des tubercules, qui, ensemencés sur liquide de Raulin, ont *tous* donné des cultures d'aspergillus fumigatus.

On voit quels insuccès nous ont donnés ces essais d'immunisation. De tous nos animaux, quarante-huit lapins, seize pigeons et trois cobayes (compris les témoins), trois lapins seulement ont résisté : ils avaient reçu l'un dans les veines, les deux autres sous la peau d'abord, puis dans les veines ensuite, des doses progressives de spores virulentes. « La résistance des lapins devient plus grande à chaque nouvelle inoculation, et nous pensons que c'est de ce côté qu'il faut continuer les recherches pour rendre les animaux réfractaires à cette mycose » (Rénon).

F. — Spores virulentes provenant de vieilles cultures.

Quelques mois après avoir écrit les lignes précédentes, nous avons observé un autre mode d'atténuation de la virulence des spores qui pourra peut-être permettre d'arriver à de meilleurs résultats. Nous avons déjà dit (voir page 67) que les spores provenant de vieilles cultures de trois à quatre années se développaient plus lentement que les jeunes spores. A cette lenteur de développement correspond un pouvoir pathogène moindre, mais seulement si l'on emploie les vieilles spores, sans réensemencement, car les spores réensemencées provenant de secondes cultures sont aussi pathogènes que celles venant de jeunes cultures, fait d'ailleurs conforme aux expériences de Kaufmann qui, en *réensemençant* des spores d'aspergillus cultivées sur pain humide et datant de six mois, obtint par inoculation de cette nouvelle culture au lapin une mort très rapide de l'animal.

Si l'on compare l'action pathogène de spores jeunes et de spores datant de trois années (dans ces expériences, nous avions employé comparativement des spores de 1892 et de 1895), on voit des différences considérables (1). Par injection veineuse de mêmes doses à des lapins de même poids on obtenait la mort avec les spores récentes et la survie avec les vieilles spores : c'est à peine si les animaux perdaient un peu de leur poids les trois premiers jours, pour reprendre celui du début de l'expérience le septième jour. Un seul des lapins a succombé : il avait reçu une dose triple de spores de 1892, et il est mort quatre jours après le témoin inoculé avec une dose trois fois moindre de spores de 1895.

S'agissait-il d'une atténuation véritable? Pouvait-on, au contraire, admettre la possibilité de la mort de certaines spores dans la vieille culture, d'où injection d'une quantité peut-être très faible de spores vivantes et virulentes ?

(1) Rénon, Atténuation de la virulence des spores de l'aspergillus fumigatus dans les très vieilles cultures (*Soc. de biol.*, 7 décembre 1895).

Pour résoudre la question, nous avons fait des cultures comparatives sur plaques de gélatine maltosée : en comptant dans ces boîtes de Pétri les spores ensemencées, nous avons pu voir que *toutes se développaient*, les vieilles comme les jeunes, mais d'autant plus rapidement qu'elles étaient d'âge plus récent : ce développement suivait d'ailleurs la marche que nous avons indiquée dans les tubes de gélatine maltosée, résultats analogues à ceux constatés par Ribbert (1) et Hügemeyer (2) pour l'aspergillus flavescens. Il s'agissait donc bien d'atténuation.

Les lapins qui avaient résisté étaient-ils à l'abri d'une infection de spores virulentes jeunes? Étaient-ils vaccinés?

Nous leur avons injecté dans les veines, ainsi qu'à un témoin de même poids, une quantité véritablement énorme de spores virulentes (*deux centimètres cubes et demi d'une émulsion de six palettes de spores*) : le témoin est mort le soir du second jour, un des lapins a succombé dix-huit jours après le témoin, les autres ont résisté et ont progressivement repris leur poids initial. Leur état général, un mois après le début de la première inoculation, était excellent : ils ont pu supporter une dose de spores que, par crainte, nous n'avions point encore osé

(1) Ribbert, Ueber wiedherholte Infection mit pathogenen Schimmelpilzen und über die Abschwächung derselben (*Deutsch. med. Wochenschr.*, 1888, n° 48).

(2) Otto Hügemeyer, Ueber Abschwächung pathogener Schimmelpilze, Bonn, 1888.

injecter à des lapins soumis depuis six mois à des essais d'immunisation par injections progressivement croissantes de spores virulentes.

Trois mois après, nous leur avons injecté une quantité considérable de spores jeunes et virulentes (*quatre centimètres cubes et demi d'une émulsion de six palettes de spores*) : cette fois les animaux n'ont pu résister, ils ont succombé en quinze, vingt-quatre et trente et un jours : le témoin était mort le second jour.

Malgré cet insuccès final, le fait nous paraissait intéressant à signaler.

CHAPITRE VI

ESSAIS THÉRAPEUTIQUES.

Par toute une thérapeutique rationnelle, nous avons essayé l'action de diverses substances chimiques sur les cultures de l'aspergillus fumigatus, espérant pouvoir traiter les animaux par les substances qui auraient gêné l'évolution du champignon dans les cultures.

Ayant essayé d'arrêter ce développement des spores par addition de sels d'argent qui entravent si bien la pousse de l'aspergillus niger, nous n'avons obtenu aucun résultat. L'emploi de nitrate d'argent à 1 p. 100, à la dose de une à quatre gouttes pour quatre, cinq et dix centimètres cubes de liquide de Raulin, de moût de bière, de moût de vin, de solution de maltose de Sabouraud, de bouillon glycériné n'a pas empêché le développement de l'aspergillus fumigatus; il en a été de même sur pain humide et sur pomme de terre trempés dans un mélange de cinq décigrammes de solution de nitrate d'argent à 1 p. 100 dans vingt-cinq grammes d'eau. Le développement n'a été arrêté que dans trois matras contenant chacun dix centimètres cubes de liquide de Raulin et cinq gouttes de la solution de nitrate d'argent à 1 p. 100. Sur 35 ensemencements faits avec l'addition de ce sel, trente-deux ont été positifs et trois seulement négatifs.

Nous avons essayé l'action de l'iodure de potassium en employant deux solutions, l'une à 25 p. 100, l'autre à 50 p. 100 : en mettant un centimètre cube de ces solutions dans des tubes contenant quatre centimètres cubes de maltose de Sabouraud, de moût de bière, de liquide de Raulin, nous n'avons jamais arrêté la pousse du champignon : elle fut seulement entravée dans une expérience faite avec du liquide de Raulin, maintenu stérile depuis trois ans, qui prenait une coloration jaunâtre après addition d'iodure, coloration due, d'après M. Villejean que nous avons consulté sur ce sujet, non pas à des traces d'iode, mais à un composé organique formé par suite de décomposition du liquide. D'ailleurs, l'iode n'empêche pas le développement des spores : les résultats ont toujours été positifs avec des solutions iodées (un centimètre cube de solution d'iode à 1 p. 60 dans cinq centimètres cubes de maltose de Sabouraud et de liquide de Raulin).

La pousse du champignon n'a pas été arrêtée, mais a paru même favorisée par l'addition de chlorure de sodium (un centimètre cube de solution de chlorure de sodium à 1 p. 10 dans quatre centimètres cubes de liquide de Raulin).

De son côté, Lucet a fait des recherches sur ce sujet, et il a vu le développement des spores entravé dans les milieux de cultures qu'il additionnait d'un gramme 60 p. 100 de sulfate de fer, d'acide sulfurique, d'acide chlorhydrique, d'acide azotique, d'acide phénique, d'acide borique, de calomel, de sulfate de cuivre et de crésyl : quelquefois même une dose moindre de ces substances était suffisante pour avoir une action semblable.

Avec l'iodure de potassium et l'iode, les résultats qu'il a obtenus ont été différents des nôtres : dans une culture d'aspergillus fumigatus faite sur moût de bière, il a vu l'iodure arrêter la fructification à la dose de un demi pour cent : le milieu devenait complètement stérile s'il ajoutait trois grammes 50 p. 100 d'iodure de potassium. Deux centimètres cubes p. 100 de teinture d'iode empêchaient les cultures en bouillon acide : le même résultat était obtenu par l'addition de vingt centimètres cubes p. 100 de liqueur de Fowler.

Cette modification des milieux de cultures par l'iode et l'arsenic l'a conduit à essayer ces substances dans le traitement de l'aspergillose expérimentale. En les employant préventivement il a pu obtenir chez le lapin une survie de cinq jours sur les témoins : en les employant après l'injection des spores, il a noté une survie de quatorze jours avec la liqueur de Fowler et de vingt-trois jours avec l'iode. En inoculant peu de spores pour se mettre dans les conditions des mycoses spontanées, et en ne commençant le traitement que le quatrième jour, pour laisser au champignon le temps d'évoluer, tandis que les témoins sont morts le vingtième jour, les animaux traités avec la liqueur de Fowler n'ont succombé que soixante-six, soixante-treize et quatre-vingts jours après l'inoculation : les lapins traités avec la teinture d'iode ont présenté une survie, l'un de cinquante jours, l'autre de cent trois jours. A leur autopsie on notait des lésions cicatricielles très nettes.

De notre côté, nous avons essayé sur le lapin infecté par l'aspergillus fumigatus, l'action de l'iodure de potassium, en raison du pouvoir curateur de ce médicament dans l'actinomycose.

Chez deux lapins qui avaient reçu dans les veines deux centimètres cubes d'émulsion de spores, nous avons injecté sous la peau, chaque jour, cinq centimètres cubes d'une solution d'iodure de potassium à 1 p. 20. Le lapin témoin est mort en quatre jours, et les lapins traités ont succombé l'un vingt-six jours, l'autre trente-deux jours après l'inoculation (1).

Ces recherches nous montrent que si nous n'avons pas un spécifique réel contre l'aspergillose, du moins nous possédons en l'iode, l'iodure de potassium et l'arsenic, des moyens rationnels de traitement efficace.

(1) Rénon, De la résistance des spores de l'aspergillus fumigatus (*Soc. de biol.*, 9 février 1895).

CHAPITRE VII

DE LA CAUSE DE LA MORT DANS L'ASPERGILLOSE EXPÉRIMENTALE.

Quand l'animal atteint d'aspergillose expérimentale succombe, il est assez difficile d'expliquer quelle est la cause immédiate de la mort. Elle n'est certainement pas due à une toxine élaborée dans l'organisme, puisque les produits solubles intra ou extra-cellulaires, isolés jusqu'à présent de l'aspergillus fumigatus, ne paraissent capables que d'élever un peu la température sans jamais faire périr les animaux. Sans doute, le traumatisme exercé par le mycélium sur les tissus en amène la nécrose, nécrose des cellules du foie et du rein, et les réactions leucocytaires diminuent d'autant les fonctions des viscères : il en résulte un affaiblissement de l'organisme et une diminution de sa résistance envers les divers agents nocifs.

Kotliar (1) a proposé une explication assez ingénieuse : « Peut-on attribuer la mort de l'animal à l'invasion de l'organisme par les microbes con-

(1) Kotliar, *loc. cit.*, p. 487.

tenus dans son intestin et qui deviennent capables de pénétrer dans l'économie une fois que celle-ci est affaiblie par la pullulation de l'aspergillus fumigatus? Je ne le crois pas, car l'ensemencement du sang et des organes parenchymateux des pigeons, ayant succombé à la pseudo-tuberculose aspergillaire, n'a jamais donné naissance à d'autres cultures qu'à celles de l'aspergillus fumigatus.

« A l'autopsie de certains pigeons qui succombaient dans un temps relativement court après l'infection, on trouvait quelquefois des signes d'asphyxie très accusés, qui, à un faible degré, existaient chez tous les pigeons morts de pseudo-tuberculose aspergillaire. On peut donc se demander si la cause immédiate de la mort ne doit pas être cherchée justement dans cette *asphyxie des tisus*. Dans les organes parenchymateux et plus particulièrement dans le foie, l'aspergillus fumigatus se rencontre sous forme de mycélium qui présente parfois un développement considérable. On sait que l'oxygène est nécessaire au développement du mycélium, et que cet oxygène n'a pas besoin d'être libre. Je pense donc que lorsqu'un animal succombe à l'infection aspergillaire, nous avons affaire au phénomène de concurrence vitale, de *lutte pour l'oxygène* engagée entre l'oxygène et l'aspergillus. »

CHAPITRE VIII

CONSIDÉRATIONS GÉNÉRALES SUR L'ASPERGILLOSE EXPÉRIMENTALE.

Si, parvenu au terme de cette question de l'aspergillose expérimentale, nous jetons un coup d'œil sur le chemin parcouru, nous voyons que l'aspergillus fumigatus est un parasite très nettement défini, qui se cultive bien sur des milieux spéciaux, vit dans des conditions bien déterminées, et jouit de propriétés pathogènes considérables amenant de très curieuses lésions. Les problèmes que soulève son étude sont nombreux, et nous avons essayé de les résoudre pour la plupart, avec un inégal succès. Avant d'aborder la maladie chez l'homme, il nous reste à parler de quelques points intéressants qui ne pouvaient trouver place dans les chapitres précédents, et à essayer une légère esquisse comparative entre l'aspergillose expérimentale et les affections microbiennes expérimentales.

A. — Sur quelques particularités de la biologie de l'aspergillus fumigatus.

Il est extrêmement rare que l'aspergillose se transmettre d'animal à animal : la maladie ne peut être contractée que par les spores introduites par une voie quelconque dans l'organisme, et non par le mycélium; dans l'infection expérimentale, c'est presque uniquement le développement du mycélium qu'on observe dans les organes et le mycélium ne vient à fructification que dans un seul cas, lorsque les viscères sont en communication directe avec l'air extérieur. La chose est fréquente dans l'aspergillose spontanée des oiseaux. Dans l'aspergillose expérimentale elle est exceptionnelle; elle existe toutefois. Nous avons constaté en 1892, dans le poumon d'un lapin mort en deux mois et demi d'aspergillose expérimentale chronique, « la présence d'une tête sporifère dépourvue de spores dans une alvéole » : il ne s'agissait certainement pas d'une tête sporifère injectée avec les spores, car elle était dressée et prenait naissance sur un mycélium parfaitement bien développé. Si les spores avaient été rejetées à l'extérieur dans le jetage de l'animal, la contamination des lapins qui partageaient la même cage était possible; mais c'est une probabilité avec laquelle on ne doit guère compter dans l'aspergillose expérimentale.

La reproduction de l'aspergillus fumigatus par ascospores est extraordinairement rare, et aucun auteur n'a eu jusqu'ici l'occasion de rechercher si l'infection par les ascospores est aussi sûre que celle obtenue avec les conidies : pour une espèce voisine, l'aspergillus nidulans, toutes les tentatives faites dans ce sens par Lindt ont échoué. Seul Heider (1), avec ce

(1) HEIDER, Ueber das Verhalten der Ascosporen von Aspergillus

champignon, a réussi à préparer une émulsion d'ascospores presque pure, puisqu'elle ne contenait qu'une conidie sur 115 ascospores ; les animaux inoculés avec cette émulsion ont succombé aussi rapidement et avec les mêmes lésions que ceux qui n'avaient reçu que des conidies. D'ailleurs, cet auteur a pu retrouver par places des débris d'ascospores germées reconnaissables à leur membrane violette : il en existait aussi dans le foie et le poumon. Peut-être en serait-il de même pour l'aspergillus fumigatus.

On a vu que les lésions dominantes de l'aspergillose expérimentale obtenue par la voie veineuse portaient sur tel organe dans une espèce animale et sur tel autre organe dans une autre espèce; que chez le lapin, les reins étaient atteints, tandis que chez les pigeons, c'était surtout le foie qui était altéré, et qu'enfin, dans la même espèce, tous les organes n'étaient pas égaux devant l'infection. Quelles sont les raisons de ces différences? Cela tiendrait, d'après Grawitz, à ce que les organes les plus atteints sont ceux qui ont le moins besoin d'oxygène; mais cette condition n'est certes pas suffisante et il faut avouer que bien des causes nous échappent. On ne peut invoquer l'action chimique des organes : après la mort, tous les organes sont d'excellents milieux de culture si on les ensemence avec le champignon. Il y a peut-être lieu de tenir compte de la distribution mécanique des spores,

nidulans Eidam im Thierkörper (*Centralbl. für Bakt. und Parasit.*, 1890, t. I, p. 553).

puisque les lieux d'élection des foyers mycosiques sont variables, suivant que l'injection est faite dans une veine, dans une artère ou dans le péritoine. Nous pensons aussi qu'il importe de faire jouer un certain rôle aux différentes réactions des globules blancs dans les divers organes au début de l'infection, ainsi que nous les avons exposées plus haut.

B. — **Essai de comparaison entre l'aspergillus et les microbes, au point de vue expérimental.**

L'aspergillus ressemble aux microbes et aux bactéries par les lésions qu'il provoque : il en diffère complètement par le mode de son action pathogène.

Les lésions que nous avons décrites dans les reins, les poumons, l'intestin, la plèvre, les vertèbres, etc., sont identiques à celles produites dans les mêmes organes par le bacille de Koch : d'ailleurs, au point de vue histologique, le tubercule aspergillaire présente les plus grandes analogies avec le tubercule bacillaire de Koch.

On peut par contre constater de grandes dissemblances entre les deux ordres de parasites, et tout d'abord leur mode d'action. Les uns, les bactéries et les microbes, agissent autant par leurs toxines que par leur présence au milieu des tissus, quelquefois seulement par leurs toxines ; les autres, notamment l'aspergillus, n'agissent que par traumatisme direct, sans grande intervention de leurs produits solubles intra ou extra-cellulaires. Tandis que les premiers se développent naturellement sur une même classe de milieux de culture, les milieux alcalins, les autres poussent infiniment mieux sur des milieux spéciaux, les milieux acides et sucrés. Enfin les microbes et les bactéries créent des foyers d'infection, et sont transmissibles d'animal à animal; l'aspergillus, au contraire, n'envahit que les animaux sujets aux mêmes causes d'infection, mais ne crée pas de foyers secondaires, et meurt sur place.

Tous ces caractères distinctifs ne sont d'ailleurs nullement particuliers à l'aspergillus fumigatus : d'autres champignons les présentent à un degré variable; tel l'actinomyces; tels aussi le streptothrix d'Eppinger, l'oidium albicans, comme Picot, Sabrazès et Rivière (1), Charrin et Ostrowsky (2) l'ont démontré.

(1) Picot, Sabrazès et Rivière, Les parasites du genre streptothrix dans la pathologie humaine (*Congrès de Bordeaux*, août 1895).

(2) Charrin et Ostrowsky, L'oidium albicans, agent pathogène général (*Soc. de biol.*, 11 juillet 1896).

TROISIÈME PARTIE

ASPERGILLOSE DE L'HOMME

Chez l'homme, l'aspergillus fumigatus peut envahir différents organes. Les cas de mycose aspergillaire de l'appareil respiratoire, de l'oreille, de la cornée, du rein, de la peau, sont bien connus aujourd'hui : mais, comme de toutes ces manifestations du champignon la plus fréquente et la plus intéressante est certainement celle qui atteint les bronches et le poumon, c'est par l'étude de la pneunomycose que nous commencerons cette troisième partie.

CHAPITRE I

ASPERGILLOSE DE L'APPAREIL RESPIRATOIRE.

A. — Historique.

Le premier cas d'affection mycosique que l'on rencontre décrit chez l'homme, est dû à Bennett (1) en 1842 : cet auteur aurait trouvé des champignons dans les crachats, les cavernes et les masses tuberculeuses d'un phtisique. D'autres faits furent publiés à cette époque : Rayer (2) rapporte, la même année, un cas de moisissures développées dans la plèvre d'un phtisique atteint de pneumothorax ; Remak (3) trouve des fragments fourchus de mycélium dans les crachats expectorés par les pneumoniques en 1845. Huit ans plus tard, Gaidner (4) observe un cas identique à celui de Rayer. Küchenmeister (5) rapporte en 1845 un cas observé par Hasse et Welcher dans un cancer du poumon, mais tous les faits que nous venons de citer

(1) Bennett, *Transact. of the Roy. Soc. of Edinburg*, 1842, t. XV, p. 227.

(2) Rayer, *Froriep's N. Notixen*, 1842.

(3) Remak, Diagnost. und pathog. Untersuch., 1845, p. 244.

(4) Gaidner, *Edinb. med. Journ.*, 1853, p. 472.

(5) Kuechenmeister, Die in und an dem Körper des lebeden Menschen vorkommenden Parasiten, Leipzig, 1855.

sont peu concluants : la description du parasite est loin d'être précise, et il est absolument impossible de savoir de quelle sorte de champignon il s'agissait exactement.

Le premier cas de pneumomycose, dans lequel on ait rencontré réellement un aspergillus, est dû à Sluyter (1) en 1847, chez une femme morte d'une affection pulmonaire ; dans une caverne de l'organe, Baum, Litzmann et Eichstedt trouvèrent une masse noire, adhérente, composée de filaments mycéliens et de corpuscules ronds. Sur quelques filaments immergeant de cette masse, filaments d'ailleurs renflés à leur extrémité, ils virent une quantité considérable de cellules ovales. Ces auteurs tinrent leur parasite pour un mucor, mais Virchow, qui a fait du cas une analyse détaillée, croit faire remarquer qu'il s'agit probablement d'un aspergillus.

En 1856, Virchow (2) lui-même décrit quatre cas de bronchomycose et de pneumomycose aspergillaire chez des malades ayant succombé à la dysenterie, à une inflammation pulmonaire avec emphysème, à un carcimone de l'estomac et enfin à une pneumonie. A la même époque, Friedreich (3), de Würtzbourg, rapporte un cas de tuberculose pulmonaire, à l'autopsie duquel

(1) Sluyter, De vegetalibus organismi animalis parasitis ac de novo epiphyto in pityriasi versicolore obvio. Diss. inaug. Berolini, 1847, p. 14.

(2) Virchow, Beiträge zur Lehre von den beim Menschen vorkommenden pflanzlichen Parasiten (*Virchow's Archiv*, t. IX, 1856, p. 557).

(3) Friedreich, Fall von Pneumomycosis aspergillina (*Virchow's Archiv*, t. X, 1856, p. 510).

on trouva dans une caverne des moisissures qui présentaient la plus grande ressemblance avec un aspergillus. En 1857, Dusch et Pagenstecher (1), d'Heidelberg, décrivent un cas analogue : dans une caverne il existait une petite touffe verdâtre formée d'un champignon qui parut être aussi un aspergillus. A l'autopsie d'une malade morte de septicémie, Cohnheim (2), en 1865, trouve dans la scissure interlobaire du premier lobe du poumon droit un tubercule gros comme une noisette, parsemé de taches et de lignes gris jaunâtre, et qui au microscope s'est montré composé d'un feutrage parasitaire formé par un mycélium dont la pénétration s'étendait jusque dans les alvéoles pulmonaires.

En 1876, Fürbringer (3) décrit un champignon vert brun, un aspergillus dont le mycélium tapissait des foyers caverneux du poumon d'un homme mort de tuberculose diabétique.

Rother (4), en 1877, trouva dans l'expectoration d'un malade considéré comme tuberculeux, une masse composée de filaments mycéliens : l'affection guérit complètement.

L'année suivante, un nouveau cas d'aspergillose

(1) Dusch et Pagenstecher, Fall von Pneumomycosis (aspergillus pulmonum hominum) (*Virchow's Archiv*, t. XI, 1857, p. 561).

(2) Cohnheim, Zwei Fälle von Mycosis der Lungen (*Virchow's Archiv*, t. XIII, 1865, p. 167).

(3) Fuerbringer, Beobachtungen über Lungenmykose beim Menschen (*Virchow's Archiv*, 1876, t. LXVI), et Zur Lehre von Diabetes mellitus (*Deutsch. Archiv für klin. Med.*, 1875, t. XVI).

(4) Rother, Ein Fall von geheilter Pneumomycosis aspergilljna *Charite Annalen*, 1877, Jahrg. IV).

pulmonaire est rapporté par Weichselbaum (1).

En 1880 Herterich (2), par l'examen des crachats et par l'examen de la trachée à l'aide du miroir laryngé, put faire le diagnostic d'une mycose de la trachée, dont le malade guérit parfaitement par des inhalations d'iode.

Lichtheim (3) en 1882, chez une femme morte en asystolie avec hydropisie et cyanose, trouva dans un infarctus du poumon un aspergillus dont le mycélium pénétrait dans le tissu pulmonaire, à partir des alvéoles : l'auteur put voir par les cultures qu'il s'agissait d'aspergillus fumigatus.

Falkenheim (4), en 1882, rapporte un cas identique à celui de Rother.

Boström relate en 1886 deux cas de mycose localisée aux poumons chez deux malades atteints, l'un de péritonite tuberculeuse, et l'autre de tuberculose pulmonaire.

En 1887, la même année, Osler (5) et Popoff (6) rencontrèrent le champignon dans les crachats, le premier, chez une femme souffrant d'asthme bron-

(1) Weichselbaum, Eine Beobachtung von Pneumomycosis aspergillina (*Wien. med. Wochenschr.*, 1878, n° 49, p. 1289).

(2) Herterich, Ein Fall von Mycosis tracheae (*Aertz. Intelligenzb.*, 1880, n° 43, et *Virchow's Hirsch's Jahresb.*, 1880, t. II, p. 140).

(3) Lichtheim, *loc. cit.*

(4) Falkenheim, Ein Fall von Aspergillusmykose der menschlichen Lunge (*Berliner klin. Wochenschr.*, 1882, n° 49).

(5) Osler, Aspergillus from the lung (*Transact. of the Pathol. Soc. of Philad.*, 1887, t. XII, XIII).

(6) Popoff, Ein Fall von Mycosis aspergillina nebst einigen Bemerkungen über aenliche Erkrankungen der Respirationswege. Varsovie, 1887.

chique, le second, chez une malade atteinte de bronchite chronique, mais dont l'expectoration ne renfermait pas de bacilles de Koch.

En 1890, paraissent deux importants travaux sur la question : c'est d'une part une observation anatomique de pneumomycose due à Wheaton (1) dans laquelle il décrit les lésions pures de la mycose dans les poumons, les bronches et les ganglions lymphatiques ; l'auteur rencontre les formes actinomycosiques du champignon qu'il considère comme de l'aspergillus niger, mais qui est très probablement de l'aspergillus fumigatus. C'est, d'autre part, une communication des plus intéressantes faite au Congrès de Berlin par MM. Dieulafoy, Chantemesse et Widal (2) sur trois observations de gaveurs de pigeons atteints de mycose aspergillaire du poumon, de forme tuberculeuse : les auteurs donnent une description clinique, étiologique et expérimentale très curieuse de l'affection ; ils posent les premiers très nettement la question de la pneumomycose primitive.

Le professeur Potain (3) confirme ces données l'année suivante, ayant eu l'occasion d'observer dans son service un gaveur de pigeons qui présentait tous les signes d'une tuberculose, et dont les crachats contenaient un aspergillus, et point de bacilles de Koch.

(1) Wheaton, Case primarily of tubercle, in which a fungus (aspergillus) grew in the bronches and lung, simulating actinomycosis (*Transact. of the Pathol. Soc. of London*, 1890, t. XLI).

(2) Dieulafoy, Chantemesse et Widal, *loc. cit.*

(3) Potain, Un cas de tuberculose aspergillaire (*Union méd.*, 1891, nº 38, p. 449).

En octoble 1892, une importante observation d'aspergillose pulmonaire est rapportée par Rubert Boyce (1) : le diagnostic n'avait point été porté pendant la vie ; mais les lésions sont décrites avec le plus grand soin.

En 1893 paraît notre thèse inaugurale (2) : le point de départ de toutes les recherches cliniques et expérimentales qu'elle contient repose sur l'étude de deux gaveurs de pigeons (3) qui présentaient des lésions, de forme tuberculeuse de leurs poumons, et dont les crachats contenaient du mycélium et des spores d'aspergillus fumigatus, mais aussi des bacilles de Koch retrouvés chez l'un par l'examen bactériologique et l'inoculation au cobaye, et chez l'autre seulement par cette inoculation.

La même année, Kohn (4) publie à la Société de médecine interne de Berlin un nouveau cas d'aspergillose pulmonaire chez un homme ayant souffert longtemps des voies respiratoires, mais chez lequel on n'avait jamais trouvé de bacilles dans les crachats.

En 1894, trois cas sont rapportés, le premier par Thoma (5), le second par Ernst (6) chez un diabétique

(1) RUBERT BOYCE, Remarks upon a case of aspergillus pneumomycosis (*The Journal of Pathol. and Bacteriol.* London, octobre 1892, p. 165).

(2) L. RÉNON, Thèse de Paris, 1893.

(3) Le cas d'un des gaveurs de pigeons avait déjà été observé par le professeur Potain (POTAIN, *loc. cit.*).

(4) KOHN, Ein Fall von Pneumomycosis aspergillina (*Deutsche med. Wochenschr.*, 1893, n° 50, p. 1332).

(5) THOMA, Lehrbuch der pathologischen Anatomie. Theil. I, 1894.

(6) ERNST, Ueber eine Nierenmykose und das gleichzitige Vorkom-

de quarante-sept ans, dans les bronches duquel cet auteur trouva, à l'autopsie, des masses brunâtres, filamenteuses : il n'y avait pas de foyer dans le poumon. Le troisième cas est dû à MM. Gaucher et Sergent (1) qui ont noté la présence de l'aspergillus fumigatus dans l'expectoration d'un gaveur de pigeons, atteint de lésions pulmonaires de forme tuberculeuse. L'absence de bacilles de Koch fut constatée non seulement par l'examen microscopique répété, mais encore par l'inoculation au cobaye.

En 1895, Max Podack (2) relate d'une façon très minutieuse un cas de pneumomycose aspergillaire : le champignon siégeait dans les petites bronches qui étaient dilatées au point de simuler des cavernes.

Herla (3), cette même année, rapporte un cas chez une femme morte d'un cancer du foie : dans une cavité située au sommet du poumon gauche, il existait « une masse de filaments enchevêtrés, cloisonnés, de diamètre assez variable et souvent ramifiés ». Les cultures n'ayant donné aucun résultat, et l'absence « de restes de tigelles portant des stérigmates » ayant été constatée, l'auteur ne peut conclure à la nature du

men verschiedener Pilzformen bei Diabetes (*Virchow's Archiv*, 1894, t. CXXXVII, p. 486).

(1) Gaucher et Sergent, Un cas de pseudo-tuberculose aspergillaire simple chez un gaveur de pigeons (*Soc. méd. des hôp.*, 6 juillet 1894).

(2) Max Podack, Zur Kenntniss der Aspergillusmykosen in menschlichen Respirationsapparat (*Virchow's Archiv*, 1895, t. CXXXIX, p. 260).

(3) Herla, Note sur un cas de pneumomycose chez l'homme (*Bull. de l'Acad. roy. de méd. de Belgique*, 1895).

champignon rencontré ; il croit cependant qu'il s'agit plutôt d'un mucor que d'un aspergillus.

Au mois d'avril 1895, nous avons rapporté avec Sergent (1), à la Société de biologie, toutes les lésions constatées à l'autopsie d'un des gaveurs de pigeons dont l'histoire avait été relatée dans notre thèse, et dont l'aspergillose s'était compliquée de tuberculose bacillaire de Koch : au moment de la mort, il n'existait plus de parasites, mais une sclérose pulmonaire extraordinairement développée.

Au mois d'octobre 1895 (2), nous avons pu relater deux nouveaux cas d'aspergillose pulmonaire chez des peigneurs de cheveux : les malades présentaient tous les symptômes d'une tuberculose pulmonaire, mais leurs crachats ne contenaient pas de bacilles de Koch, après vérification par l'examen microscopique et l'inoculation au cobaye ; on y trouvait en abondance du mycélium, que les cultures et les inoculations aux animaux nous ont fait reconnaître pour du mycélium aspergillaire.

Enfin, au mois de mai 1896, à la « Pathological Society of London », Arkle et Hinds (3) rapportent un nouveau cas de pneumomycose constatée à l'autopsie.

(1) Rénon et Sergent, Lésions pulmonaires chez un gaveur de pigeons (*Soc. de biol.*, 27 avril 1895).

(2) Rénon, Deux cas familiaux de tuberculose aspergillaire simple chez des peigneurs de cheveux (*Soc. de biol.*, 26 octobre 1895, et *Gaz. hebd. de méd. et de chir.*, 1895, p. 542).

(3) Arkle et Hinds, Pneumomycosis (*Pathol. Soc. of London*, 9 mai 1896).

B. — Discussion sur l'aspergillose primitive et l'aspergillose secondaire du poumon.

Après l'exposé rapide de cet historique, on peut voir immédiatement que l'aspergillose pulmonaire se rencontre dans deux conditions bien distinctes. Elle est consécutive à des lésions de l'appareil respiratoire ou autres qui ont amené la mort : tel le cas de Küchenmeister à lasuite d'un cancer du poumon ; tels les cas de Virchow, à la suite d'une broncho-pneumonie lobulaire ; tels les cas de Friedreich, de Dusch et Pagenstecher, de Fürbringer, de Lichtheim, à la suite d'infarctus hémorrhagiques, etc. D'autres fois, au contraire, elle apparaît chez des malades qui n'avaient aucune lésion antérieure des voies respiratoires. Tels les cas de Weichselbaum, de Boyce, de Kohn, basés sur des examens nécroscopiques : tels les cas de Herterich, ceux rapportés en France par MM. Dieulafoy, Chantemesse et Widal, Potain, Gaucher et Sergent, et les nôtres, dans lesquels le diagnostic fut posé par le simple examen des crachats.

Tandis que pour tous les auteurs, il ne saurait y avoir de doute pour les premiers cas qui sont manifestement secondaires, le champignon s'étant développé sur de vieilles lésions de l'appareil bronchopulmonaire, pour les derniers cas au contraire, qui semblent à juste titre des cas primitifs, l'accord a été moins unanime.

Dans un travail sur un cas typique d'aspergillose secondaire consécutif à une dilatation des bronches, un élève du professeur Lichtheim, Max Podack (1), a repris, *au point de vue anatomique seulement,* l'étude de tous les cas connus, et s'il les divise en cas primitifs et cas secondaires, c'est pour prétendre que parmi les cas primitifs, ceux que nous avons décrits en France n'existent pas. On verra d'ailleurs par les lignes qui suivent l'opinion qu'il professe pour les cas observés dans notre pays jusqu'en 1893 :

« On ne saurait nier, dit l'auteur allemand, que l'esquisse que nous venons de faire d'une aspergillose primitive dans le tissu pulmonaire de l'homme ne soit d'autant plus étonnante, que, d'après les expériences, faites sur les animaux par Grohe, Block, Grawitz, Lichtheim, Kaufmann, on aurait dû s'attendre à voir l'infection mycosique primitive du poumon prendre la forme d'une pseudo-tuberculose. Cette supposition paraît être devenue une réalité, puisque plusieurs auteurs, Dieulafoy, Chantemesse et Widal, Potain, ont pu décrire chez des gaveurs de pigeons parisiens une maladie chronique des poumons, complètement semblable à la tuberculose pulmonaire chronique dans son allure clinique, et dont l'expectoration ne contenait seulement que de l'aspergillus fumigatus. Mais on a pu bientôt voir que cette aspergillose pulmonaire chronique se trouvait dans quelques cas combinée avec la vraie tuberculose pulmonaire,

(1) Max Podack, *loc. cit.*, p. 275.

Rénon a pu dans un cas trouver de rares bacilles dans les crachats. Maintenant, si nous considérons que tous les cas décrits jusqu'ici chez des gaveurs de pigeons présentent le type clinique d'une tuberculose pulmonaire chronique, et que dans les crachats d'un de ces malades on a pu trouver des bacilles ; si nous considérons que par une recherche plus minutieuse et plus soigneuse, on y a trouvé des bacilles de la tuberculose; si nous considérons aussi que dans le cas que nous venons d'observer, cas qui avait également l'allure clinique d'une tuberculose pulmonaire, et qui n'était pourtant qu'une aspergillomycose secondaire, les bacilles manquaient dans les crachats, nous pouvons croire que, dans les cas de maladie des gaveurs de pigeons, il ne s'agit que d'une aspergillomycose secondaire. »

Nous ignorons le sort que l'avenir réservera à l'aspergillose pulmonaire primitive de l'homme de forme tuberculeuse, dont nous sommes ici les défenseurs contre l'auteur allemand; mais, ce que nous pouvons dire actuellement, c'est que toutes les observations que nous avons rapportées ont été prises avec l'esprit critique le plus grand et les précautions les plus rigoureuses pour nous mettre à l'abri des causes d'erreur, et que la même conduite a été suivie par les auteurs qui nous ont précédé et ceux qui nous ont suivi. Si, dans les crachats de nos malades, nous avons pu trouver des bacilles qu'on n'y avait point rencontré auparavant, cela nous indique clairement que ces bacilles ont fait leur apparition dans l'intervalle des deux examens, et non pas que les examens ultérieurs ont été l'objet de recherches « plus minutieuses et plus soigneuses ». Aussi ne saurions nous trop hautement protester contre de pareilles conclusions.

Si donc, maintenant la réalité des résultats que nous avons réellement obtenus, nous admettons l'absence de bacilles de Koch dans l'expectoration des malades, devons-nous croire que ces cas d'aspergillomycose, sans lésions antérieures des voies respiratoires, ne sont que des cas secondaires, identiques à celui si typique de Max Podack? Nous ne le pensons pas, et l'instant est venu de mettre à profit, pour discuter cette question doctrinale, toutes les notions que nous ont permis d'acquérir l'étude de l'aspergillose spontanée des animaux et celle de l'aspergillose expérimentale, ainsi que les observations cliniques, les recherches bactériologiques et anatomiques faites sur des malades dont nous avons suivi attentivement l'affection depuis quatre années.

Nous avons vu que l'aspergillose spontanée des animaux pouvait être secondaire et primitive, et que même les cas primitifs étaient les plus fréquents, tant chez les oiseaux que chez les mammifères : tous les auteurs modernes, Neumann, Bournay, Lucet, Thary sont d'accord sur ce point. Pourquoi n'en serait-il pas de même chez l'homme?

Nous avons vu que, si l'on inocule des spores d'aspergillus fumigatus dans la trachée de lapins (1) ou dans

(1) Nous avons indiqué, dans la seconde partie de cet ouvrage, que l'on contaminait souvent les lapins, par la voie trachéale, en

celle de pigeons, on provoque la mort des animaux en un temps variant de dix à vingt jours : à l'autopsie, les poumons sont farcis de tubercules, les uns petits comme une tête d'épingle, les autres plus gros, parfois caséeux, formant de véritables cavernes. Dans toutes ces lésions, d'apparence macroscopique et microscopique identique à la tuberculose de Koch, on peut déceler des fragments de mycélium plus ou moins nombreux, souvent très rares. Les tubercules, ensemencés sur tubes de liquide de Raulin, reproduisent toujours une culture d'aspergillus fumigatus. Pourquoi n'en serait-il pas de même chez l'homme ?

Certains hommes sont exposés à inhaler les spores existant à la surface des graines : tels les gaveurs de pigeons. D'autres peuvent absorber celles rencontrées dans la farine : tels les peigneurs de cheveux, qui se servent de farine de seigle pour leur peignage. Ces individus présentent tous les signes fonctionnels et physiques d'une tuberculose de Koch, mais on ne trouve pas de bacilles dans leurs crachats : bien plus, l'inoculation de ces derniers aux cobayes ne leur donne pas la tuberculose, et il fau tbien admettre que ces malades en sont complètement indemnes.

Par contre, dans cette expectoration, on trouve des fragments conidiens ou non de mycélium, et l'inocu-

leur faisant ingérer des spores mélangées aux aliments. Des exemples d'aspergillose pulmonaire contractée de cette façon ont été rapportés par Kaufmann, par Lucet et par nous.

lation des crachats au pigeon peut produire une tuberculose aspergillaire expérimentale. Leur ensemencement sur milieux ordinaires ou plutôt sur tubes de liquide de Raulin donne d'abondantes cultures d'aspergillus fumigatus, qui, injecté aux animaux par la voie veineuse, provoque chez eux une infection tuberculeuse aspergillaire viscérale généralisée.

Que deviennent les malades atteints de cette affection bizarre, cliniquement semblable à la tuberculose, mais due à un autre parasite ?

Les uns guérissent complètement de leurs lésions thoraciques, et plus l'amélioration progresse, moins on trouve de mycélium dans les crachats et d'aspergillus dans les cultures : celles-ci finissent même par être complètement stériles. Chez les autres, la maladie continue son évolution, et, un an après, dans l'expectoration, on trouve à la fois des bacilles de Koch, qui donnent la tuberculose aux cobayes, et du mycélium, reconnaissable par examen direct ou par cultures; deux ans plus tard, l'aspergillus devient très rare, et les bacilles de Koch très nombreux : la bacillose a remplacé l'aspergillose, et évolue désormais pour son propre compte. Chez d'autres, la bacillose vient aussi compliquer l'aspergillose, mais l'aspergillus et les bacilles disparaissent peu à peu des crachats : l'évolution des deux parasites est arrêtée par un processus intense de sclérose qui entraîne la mort du malade, par gêne progressive de la circulation cardio-pulmonaire. A l'autopsie, on trouve une sclérose broncho-pulmonaire considérable étouffant le tissu alvéolaire qui prend l'aspect du poumon fœtal : il n'existe plus aucun parasite dans le parenchyme, ni aspergillus, ni bacille de Koch.

Telle est, appuyée sur des faits cliniques, anatomiques et expérimentaux indiscutables, la conception française de l'aspergillose pulmonaire primitive, basée sur les travaux de MM. Dieulafoy, Chantemesse et Widal, Potain, Gaucher et Sergent, et tous les nôtres. De forme tuberculeuse, elle est chez l'homme analogue aux lésions primitives obtenues expérimentalement chez l'animal, et dont nous avons déjà parlé. Elle peut guérir chez l'un comme chez l'autre par un processus scléreux de régression. Elle peut se compliquer de bacillose de Koch, mais celle-ci n'est que secondaire, puisque la présence du bacille n'a été notée que longtemps après celle du champignon : ce dernier disparaît peu à peu à son tour, et, dans une autopsie que nous avons rapportée, il n'existait pas plus d'aspergillus que de bacilles. Dans les cas d'aspergillose secondaire, ce n'est que dans les derniers moments de la vie que se développe le champignon, et c'est à l'époque de la mort qu'on le trouve en pleine évolution et en pleine fructification, son accroissement rapide étant favorisé par la gravité de l'état cachectique. Quand l'affection est primitive, il en est tout autrement : il est parfois impossible, après la mort, de déceler le moindre fragment mycosique dans le tissu pulmonaire, comme chez ce gaveur de pigeons que nous avons examiné avec Sergent (1), et auquel nous avons fait deux fois allusion dans le courant de cette discussion.

L'aspergillose trouve un terrain tout préparé dans les phlegmasies antérieures de l'appareil broncho-pulmonaire et son évolution tardive est dans ce cas presque toujours masquée par les symptômes de l'affection primitive ; aussi, en dehors de cas très rares, celui de Fürbringer, par exemple, où l'existence du champignon put être décelée pendant la vie dans les crachats, presque tous n'ont été reconnus qu'à l'autopsie. Parmi ceux-ci, on peut citer des cas succédant à des abcès métastatiques pyhoémiques, à des foyers de broncho-pneumonie, à des infarctus hémorrhagiques, à la pleurésie et à la pneumonie chroniques avec dilatation des bronches. La tendance de Max Podack est, comme nous venons de le voir, de faire rentrer dans ce groupe de l'aspergillose secondaire les cas décrits en France sous le nom de tuberculose aspergillaire. Nous avons insisté assez longuement pour faire comprendre que l'infection pulmonaire primitive, d'origine aspergillaire et de forme tuberculeuse, répond à la réalité des faits, et nous pensons que, jusqu'à preuve absolue du contraire, sa place doit rester dans le cadre nosologique.

Nous aurons donc à décrire l'aspergillose primitive du poumon, et l'aspergillose secondaire : en raison des lésions anatomiques, constatées à l'autopsie (cas de Rubert Boyce, et cas de Rénon et Sergent,

(1) Rénon et Sergent, Lésions pulmonaires chez un gaveur de pigeons (*Soc. de biol.*, 27 avril 1895).

par exemple), qui ressemblent à celles rencontrées dans certaines formes de tuberculose, en raison des symptômes identiques à ceux de la tuberculose vulgaire de Koch, nous croyons pouvoir donner aussi le nom de tuberculose aspergillaire à l'aspergillomycose primitive du poumon.

CHAPITRE II

ASPERGILLOSE PULMONAIRE PRIMITIVE OU TUBERCULOSE ASPERGILLAIRE.

A. — Technique suivie pour l'étude des cas d'aspergillose pulmonaire primitive (tuberculose aspergillaire).

Au début de cette étude, il nous paraît indispensable de rapporter la technique que nous avons suivie dans notre thèse de 1893 sur la tuberculose aspergillaire : c'est elle qui nous a permis de découvrir la maladie chez nos deux gaveurs de pigeons ; c'est elle qu'ont suivie MM Gaucher et Sergent pour arriver au diagnostic chez leur malade ; c'est elle que nous avons employée dans notre étude des peigneurs de cheveux ; c'est elle qui permettra aux observateurs futurs de découvrir de nouveaux cas.

L'examen de nos deux malades nous ayant révelé tous les signes cliniques que MM. Dieulafoy, Chantemesse et Widal, ainsi que M. Potain, avaient si nettement indiqués (toux, essoufflement, expectoration purulente, petites hémoptysies à répétition, signes de bronchite et d'induration pulmonaire), nous avons d'abord essayé de trouver dans les crachats l'aspergillus fumigatus et de l'isoler ensuite, tout en voyant s'il était possible d'y déceler le bacille de Koch.

L'examen des crachats, par la fuchsine de Ziehl et la double coloration par le bleu de Lœffler, répété vingt fois pour chaque malade à des jours différents, ne nous a jamais montré de bacilles chez le premier malade, tandis qu'il nous a permis d'en rencontrer deux fois sur vingt examens chez le second : nous verrons plus tard de quelle importance était pour nous ce résultat.

Nous avons ensuite cherché l'aspergillus dans les crachats, et, sur les vingt examens faits pour chaque malade, nous avons rencontré douze fois chez le premier malade et dix fois chez le second des fragments de mycélium avec des spores disséminées çà et là dans la préparation ; les crachats, fixés par la chaleur sur une lamelle, étaient colorés par une faible solution aqueuse de safranine.

Étant ainsi convaincu que ces crachats contenaient un champignon, nous nous sommes efforcé de l'isoler, pour être sûr que ce champignon était bien l'agent pathogène cherché, l'aspergillus fumigatus : pour cela, nous avons ensemencé, sur des tubes de gélose, les crachats venant d'être expectorés par les malades, comme nous l'avions lu dans l'observation de M. Potain. Pendant 26 jours, nous avons mis à l'étuve à 37 degrés les tubes de gélose ensemencés avec les crachats du premier de nos malades ; nous avons ainsi cultivé 42 tubes de gélose, et toujours sans résultat. Nous avions, au bout de deux ou trois jours, de superbes colonies de staphylocoques blancs et dorés et de streptocoques, mais jamais nous n'avons pu voir pousser une colonie d'aspergillus. Une seule de nos cultures nous a donné un champignon qui avait pris naissance entre deux colonies de streptocoques ; après ensemencement sur gélose glycérinée glycosée, nous avons reconnu qu'il ne s'agissait que d'un mucor. L'insuccès de nos recherches tenait à ce que nous nous étions servi d'un milieu légèrement neutre qui facilitait la culture des microbes banals, et qui rendait impossible dès le début celle de l'aspergillus fumigatus ; des cultures sur bouillon, répétées quinze fois, ne nous avaient pas donné d'ailleurs de meilleurs résultats.

C'est alors que nous eûmes l'idée d'employer dans nos recherches un milieu favorable au développement des champignons, et réfractaire à celui des staphylocoques et des streptocoques que l'on rencontre si souvent dans les crachats ; nous avons abandonné les milieux légèrement alcalins pour utiliser les milieux acides, et, parmi ces milieux, nous avons donné la préférence au liquide de Raulin, liquide acide, composé seulement d'éléments minéraux. Nous avons réparti le liquide de Raulin dans des tubes que nous avons stérilisés ensuite à l'autoclave à 115 degrés. Trente-six heures après l'ensemencement, le premier tube présentait à la surface du liquide une culture blanchâtre, culture composée manifestement de mycélium, qui, en quarante-huit heures, se couvrait de spores et prenait une teinte vert bleuâtre tendre, puis vert foncé un peu sale, se changeant, au bout de quatre jours, en une teinte brunâtre de noir de fumée, ce qui pouvait faire penser qu'il s'agissait d'aspergillus fumigatus. Ces cultures sur liquide de Raulin devenaient pour nous le moyen de séparation des champignons d'avec les autres microbes et nous les avons toujours employées par la suite. Nous avons fait 42 ensemencements sur ce liquide pour le premier malade, et nous avons trouvé dix-huit fois de l'aspergillus fumigatus, trois fois de l'aspergillus glaucus, deux fois de l'aspergillus flavescens et deux fois de l'aspergillus niger. Pour le second malade, nous avons, sur 51 ensemencements, trouvé vingt-sept fois de l'aspergillus fumigatus, deux fois de l'aspergillus glaucus, deux fois de l'aspergillus niger, et deux fois du bacillus subtilis; dans tous les autres cas les cultures n'ont rien donné. On voit donc que nous avons pu isoler l'aspergillus fumigatus une fois sur deux dans les crachats des malades.

Cet aspergillus, que nous étions ainsi parvenu à séparer, était-il bien l'aspergillus fumigatus ? Pour résoudre la question nous nous sommes procuré deux échantillons d'aspergillus fumigatus authentique, provenant, l'un du laboratoire de M. Roux, à l'Institut Pasteur, l'autre du laboratoire de MM. Chantemesse et Widal, et nous avons étudié parallèlement l'aspect de ces différents aspergillus sur les divers milieux : sur liquide de Raulin, sur moût de bière, sur gélose faite avec du moût de bière, sur gélose ordinaire, sur gélatine, sur pain humide, sur pomme de terre, nous avons pu constater la similitude absolue des quatre variétés de champignons que nous cultivions, et qui présentaient les caractères sur lesquels nous avons insisté plus haut quand nous avons fait l'histoire de l'aspergillus fumigatus.

Pour conclure à l'identité des quatre espèces, il fallait encore aller plus loin, et comparer leur action pathogène sur les animaux ; pour cela nous avons entrepris une série d'expériences sur les pigeons et sur les lapins. Nous nous servions de cultures d'aspergillus faites sur gélose au moût de bière, et laissées huit jours à l'étuve ; les spores avaient eu ainsi le temps de bien se développer. On prenait ces spores dans les tubes avec un fil de platine, et on en faisait une émulsion dans du bouillon, jusqu'à ce que le liquide devînt suffisamment trouble : on prélevait un centimètre cube et demi de cette solution avec une seringue stérilisée, et on faisait l'injection pour les pigeons dans la veine axillaire, et pour les lapins dans les veines de l'oreille. Quatre pigeons et quatre lapins ont été ainsi successivement traités.

Les résultats furent tous positifs et nous prouvèrent de la façon la plus nette que, sur les divers milieux, l'identité de forme et d'aspect de l'aspergillus venant de nos deux malades et de celui de MM. Chantemesse, Widal et Roux, était une même identité de nature, puisque notre champignon tuait les pigeons en trois à quatre jours, et les lapins en six et huit jours, tout comme les champignons témoins, et que c'était bien à leur action pathogène qu'avaient succombé ces animaux, puisque nous retrouvions le parasite dans leurs organes (foie, poumon, rein) : ces organes cultivés sur liquide de Raulin ont donné en quatre à cinq jours des cultures pures du champignon, sans association d'autres microbes. L'identité avec l'aspergillus fumigatus se trouvait ainsi complète, et c'était bien à cet agent pathogène que nous avions affaire.

Une autre question immédiatement se posait : cet aspergillus fumigatus se rencontrait-il spécialement dans les crachats de nos deux malades, ou bien pouvait-on le trouver chez tous les individus atteints d'affections chroniques des voies respiratoires, tuberculose pulmonaire ou bronchite chronique? Sa présence n'était-elle pas due à une cause fortuite, à une contamination étrangère, par l'air de nos salles ou celui du laboratoire dans lequel s'effectuaient nos recherches? Nous avons tenu à élucider tous ces points, et, pour cela, nous avons fait un grand nombre d'ensemencements de crachats de tuberculeux avérés d'abord, des poussières des salles et du laboratoire ensuite. Voici quels en ont été les résultats : sur 64 ensemencements de crachats faits dans notre salle d'hommes et pris chez des tuberculeux avancés, pas une seule fois nous n'avons obtenu l'aspergillus fumigatus; nous avons rencontré onze fois l'aspergillus niger, huit fois le bacillus subtilis, six fois l'aspergillus glaucus, trois fois l'aspergillus flavescens, et dans 37 cas les résultats ont été négatifs. Sur 36 ensemencements faits à la même époque dans la salle des femmes, nous avons trouvé cinq fois l'aspergillus niger, quatre fois le bacillus subtilis et deux fois l'aspergillus flavescens ; dans 25 cas les résultats ont été négatifs. Nous avons donc fait 100 ensemencements de crachats de tuberculeux sans rencontrer une seule fois l'aspergillus fumigatus (1). Il en a été de même de l'examen des poussières de nos salles et de notre laboratoire. Nous avons laissé débouchés dix tubes de liquide de Raulin dans notre salle d'hommes, et dix dans notre salle des femmes, en les laissant recueillir pendant trois à quatre jours les poussières de ces salles ; leur culture nous a donné une fois de l'aspergillus niger dans la salle des hommes, et une fois du bacillus subtilis dans la salle des femmes ; les autres résultats ont été absolument négatifs. Bien plus, nous avons examiné deux fois des poussières de notre salle d'hommes, accumulées depuis de longues années sur une poutre : nous n'avons, dans ces deux cas, obtenu que de l'aspergillus glaucus et de l'aspergillus niger. Enfin, quatre tubes débouchés dans notre laboratoire pendant huit jours et quatre autres tubes ensemencés avec des poussières résultant du balayage ne nous ont donné qu'une fois une culture, celle de l'aspergillus flavescens.

Il nous a semblé dès lors que l'on pouvait admettre que les crachats de nos malades seuls contenaient

(1) Des résultats analogues ont été constatés par MM. Gaucher et Sergent sur des crachats de malades quelconques. Nous devons dire aussi que ces faits paraissent assez concorder avec ceux que nous avons rapportés plus tard sur la recherche des spores de l'aspergillus fumigatus dans la salive et le mucus nasal de personnes saines et malades. Sur cinquante-huit cas, nous n'avons constaté qu'une seule fois la présence du champignon dans la salive.

l'aspergillus fumigatus, et que cet agent pathogène devait certainement jouer un rôle dans leur affection ; mais cet agent était-il le seul en jeu, n'y avait-il point autre chose, nos malades ne pouvaient-ils point être atteints de tuberculose de Koch, fait que nous ne pouvions élucider, leur maladie ne les menaçant pas d'une issue fatale, et les autopsies antérieures n'ayant pas pu en donner la confirmation ? Chez les trois gaveurs de pigeons dont l'observation est rapportée par MM. Dieulafoy, Chantemesse et Widal, il n'existait point de bacilles dans les crachats, malgré les examens souvent répétés, et chez le premier de nos malades cet examen avait été également négatif; chez notre second malade, deux fois sur vingt examens nous avons trouvé du bacille de Koch, en très petite quantité il faut le dire. S'agissait-il d'une tuberculose pulmonaire concomitante?

Pour élucider cette question de la tuberculose chez nos deux malades, question qui nous intriguait beaucoup, nous avons eu recours au moyen scientifique qui, jusqu'à présent, paraît le mieux réussir dans les cas douteux ; nous nous sommes adressé à l'inoculation au cobaye, et nous avons successivement inoculé des crachats de chaque malade à une série de quatre cobayes mis dans une cage préalablement désinfectée. Dans chaque cage nous avons placé un cobaye témoin.

Ces huit cobayes, morts spontanément ou sacrifiés au bout de trois mois, étaient tous atteints de tuberculose bacillaire de Koch. Nous avons trouvé des bacilles dans la pulpe splénique de ces animaux, tandis que leurs organes ne présentaient aucune trace de tuberculose aspergillaire, puisque les cultures faites pour la recherche de l'aspergillus sont toutes restées stériles. De plus, les cobayes témoins sacrifiés beaucoup plus tard, au bout de quatre mois et demi seulement, n'étaient point tuberculeux. La tuberculose de Koch, présentée par ces huit cobayes, ne pouvait provenir que des malades eux-mêmes, et il fallait bien admettre qu'en plus des lésions produites par l'aspergillus fumigatus, ces malades devaient certainement être atteints de tuberculose vulgaire. Il s'agissait donc chez eux d'une lésion pulmonaire complexe due à des agents pathogènes différents, dont l'un avait préparé le terrain à l'autre.

La technique que nous venons d'indiquer a été suivie en tous points par MM. Gaucher et Sergent. Guidés par la profession de leur malade, ils examinèrent ses crachats sur lamelles colorées au violet de gentiane dilué. Sur dix-huit examens, ils trouvèrent cinq fois des filaments ténus, grêles, assez larges, simulant à première vue des brins de fil, mais sans têtes sporifères, ni spores. Par contre, sur douze lamelles colorées à la fuchsine de Ziehl, ils ne purent pas une seule fois rencontrer de bacilles de Koch. Ces crachats du malade, recueillis dans un crachoir stérilisé et fermé hermétiquement par une plaque de verre maintenue adhérente aux bords par une couche de vaseline, furent ensemencés dans des tubes contenant du liquide de Raulin stérilisé : sur

27 tubes, un seul a donné une culture d'aspergillus fumigatus. L'ensemencement fait aussi dans dix tubes de gélose glycérinée a donné une seule fois une culture d'aspergillus fumigatus. Ce champignon, sur 37 cultures, a donc donné deux fois des résultats positifs. Sa virulence a été essayée sur un pigeon qui, inoculé dans la veine axillaire, est mort trente-six heures après, avec des lésions du foie : cet organe, ensemencé dans le liquide de Raulin, a reproduit l'aspergillus fumigatus. Enfin, les auteurs ont inoculé un cobaye avec les crachats de leur malade. L'animal, sacrifié 40 jours plus tard, ne présentait pas trace de tuberculose de Koch.

Toute cette série de recherches a permis à MM. Gaucher et Sergent d'arriver au diagnostic de tuberculose aspergillaire simple et primitive.

C'est une technique analogue que nous avons suivie dans les cas des peigneurs de cheveux que nous avons rapportés en 1895.

Lors de notre visite à Savigny-le-Temple (1), nous avons recueilli hors de l'atelier de peignage, dans la cour de la maison, des crachats du père, de la mère et du fils; nous les avons emportés dans des tubes stérilisés.

A. — M. Féré (2) avait déjà deux fois examiné

(1) Comme nous le dirons plus loin, c'est à Savigny-le-Temple (Seine-et-Marne) que nous avons fait toute notre enquête sur ces malades qui habitaient alors cette localité : sur trois personnes composant cette famille de peigneurs de cheveux, le père et la mère étaient seuls atteints.

(2) C'est à l'obligeance de M. Féré que nous avons dû la connaissance de ces deux cas.

bactériologiquement les crachats du père, et il avait été surpris de n'y point trouver de bacilles de Koch; il n'avait pas d'ailleurs non plus remarqué de fragments de mycélium.

Nous avons pratiqué l'examen des crachats dans deux séries, l'une, comprenant les crachats emportés avec nous, l'autre, des crachats que nous nous sommes procurés quinze jours après, en les faisant recueillir dans des vases stérilisés envoyés à cet effet. Dans la première série, les crachats du père et de la mère ont été examinés six fois par le procédé rapide (une demi-heure dans la liqueur de Ziehl chauffée jusqu'à production de vapeurs, traitement par l'aniline chlorhydrique pendant quelques secondes, décoloration par l'alcool absolu, coloration au bleu de Kühne), et six fois par le procédé lent (vingt-quatre heures dans la liqueur de Ziehl à froid, puis mêmes opérations que plus haut) : nous n'y avons jamais trouvé de bacilles de Koch, mais quelques microbes banals colorés en bleu, notamment des cocci et des tétragènes. Pour les crachats de la seconde série, les mêmes examens (six fois par le procédé lent, et six fois par le procédé rapide) ont été renouvelés, et toujours avec le même insuccès, de sorte que nous avons pu faire vingt-quatre examens pour le père et autant pour la mère sans découvrir un seul bacille.

Pour contrôler d'une façon encore plus rigoureuse l'absence probable du bacille de la tuberculose vulgaire, nous avons inoculé sous la peau de l'abdomen six cobayes, trois avec une émulsion des crachats du père, trois avec une émulsion de ceux de la mère. Les animaux n'ont pas maigri; sacrifiés quarante-deux jours après l'injection, ils ne présentaient aucune trace de tuberculose dans leurs organes. Nous étions, dès lors, bien obligé d'admettre l'absence de bacilles de Koch dans ces crachats.

B. — Les deux séries de crachats ont été colorées avec de la thionine, dix fois pour le père et la mère dans chaque série. Cinq fois chez le père nous avons trouvé des fragments de mycélium, et deux fois des formes conidiennes. Dix fois chez la mère nous avons pu observer, sur nos préparations, un feutrage de mycélium ramifié typique. La thionine a mis en lumière quelques bâtonnets de subtilis, quelques cocci, quelques formes de levures et des tétragènes.

Des cultures de crachats sur tubes de liquide de Raulin portés à l'étuve à 37 degrés étaient faites dans les deux séries. Sur onze tubes venant du père, nous avons vu trois fois se développer une culture d'aspergillus fumigatus; huit fois les tubes sont restés stériles. Sur onze tubes venant de la mère, six ont donné des cultures d'aspergillus fumigatus, un du bacillus subtilis, quatre de la levure rose, un seul a été stérile. Dans ces tubes, l'aspergillus fumigatus s'est toujours développé aux dépens de la partie ensemencée du crachat, soit qu'elle nageât à la surface du liquide, soit qu'elle fût, aux contraire, tombée au fond : dans ce cas, le champignon émettait une série de filaments mycéliens qui montaient progressivement dans toute la couche liquide pour ne donner des spores qu'à la surface. Les cultures des crachats de la mère ont donné des cultures d'aspergillus moins nombreuses qu'on aurait pu croire, d'après l'aspect des préparations : cela tient très probablement au développement plus rapide des levures signalées plus haut, qui, en modifiant la composition chimique du milieu, n'ont pas permis l'évolution plus lente du champignon. Celui-ci était d'ailleurs bien pathogène. Nous avons inoculé simultanément deux lapins dans les veines de l'oreille, l'un avec deux centimètres cubes d'émulsion de deux palettes de spores venant des crachats du père, l'autre avec la même dose de spores provenant de la mère, et nous avons vu les animaux maigrir et succomber le sixième et le septième jour, avec les lésions tuberculeuses rénales typiques de l'infection aspergillaire : les reins, ensemencés sur liquide de Raulin, nous ont donné en quatre jours des cultures d'aspergillus fumigatus.

C. — Les crachats furent ensemencés aussi sur des tubes de gélose : au bout de quinze jours, nous pouvions constater la présence de colonies de staphylocoques blancs, de bacillus subtilis, de levure rose et de tétragène. L'absence de champignon était prévue d'avance, puisque nous avions indiqué en 1893 l'impossibilité de cultiver l'aspergillus fumigatus des crachats sur la gélose ordinaire en présence des germes étrangers.

D. — La bizarre profession des malades permettait peut-être de supposer une affection pulmonaire peu connue, due aux parasites mycosiques des cheveux, le favus ou le trichophyton. C'était une hypothèse bien invraisemblable, puisque l'état des cheveux dans ces deux maladies rend toute utilisation industrielle impossible. Nous avons tenu néanmoins à la discuter, et nous nous sommes adressé à notre ami, M. Eugène Bodin, dont on connaît la compétence sur la question. M. Bodin a recherché les bacilles de Koch dans les crachats, et n'en a point constaté la présence. Par la thionine il a pu trouver des formes conidiennes très nettes ; enfin il a fait, avec ces crachats, deux ordres de cultures, les unes sur gélose peptonisée à 5 p. 100 pour la recherche du favus, les autres sur gélose maltosée de Sabouraud pour déceler le trichophyton. Voici quels ont été les résultats, au bout de quinze jours de séjour à l'étuve à 20 degrés : sur quatre tubes de gélose peptonisée à 5 p. 100 ensemencés avec les crachats de la mère, quatre fois les cultures ont donné de l'aspergillus fumigatus associé dans deux tubes à du tétragène et à de la levure rose, et dans deux autres au mucor mucedo. Sur les quatre tubes de cette même gélose ensemencés avec les crachats du père, on n'a trouvé que deux fois de l'aspergillus fumigatus, associé à de la levure rose et à du tétragène ; dans les deux autres tubes il existait du staphylocoque doré, du tétragène et du mucor mucedo.

Les recherches sur gélose maltosée de Sabouraud ont porté sur trois tubes pour les crachats du père, et trois tubes pour ceux de la mère. Les trois premiers ont donné une culture d'aspergillus fumigatus associé une fois au penicillium glaucum et à la levure rose, et deux fois au même penicillium, à la levure rose et à l'aspergillus flavus. Les trois derniers n'ont donné que deux cultures d'aspergillus fumigatus, associé à du penicillium glaucum, de la levure rose et du mucor mucedo ; le troisième ne contenait que du penicillium et de la levure rose. Il n'y avait ni favus, ni tricophyton dans ces cultures.

Les recherches de M. Bodin, faites dans un autre but, confirmaient donc nos résultats : absence du bacille de Koch, présence de l'aspergillus fumigatus plus fréquente chez la mère que chez le père.

Il était dès lors évident que, par examens sur lamelles et par cultures, nous avions isolé des crachats de nos malades un champignon pathogène, l'aspergillus fumigatus ; c'était, de tous les germes trouvés, le seul qui pût expliquer les signes stéthoscopiques observés.

On peut voir que la technique que nous avons suivie a été la même dans tous ces faits, et c'est elle dont nous recommandons l'emploi dans les cas douteux.

B. — Étiologie.

Les observations d'aspergillose pulmonaire primitive ont été jusqu'ici rapportées chez des personnes qui, d'une façon directe ou indirecte, maniaient des graines et des farines contaminées par les spores d'aspergillus fumigatus : les gaveurs de pigeons et les peigneurs de cheveux, qui utilisent la farine dans leur industrie. Il est très vraisemblable, que de nouveaux cas pourront être observés plus tard chez des grainetiers et des meuniers. Pour ces derniers cependant, nous devons faire remarquer que l'emploi des moulins modernes perfectionnés, qui ne laissent pas de poussières libres, mais qui les recueillent dans des chambres spéciales, dites chambres à poussières, doit restreindre la possibilité de la contagion. Ce n'est seulement que dans les anciens moulins à meules, comme on en trouve encore beaucoup à la campagne, qu'on pourra la rencontrer.

1° *Des gaveurs de pigeons.* — Les gaveurs de profession, assez nombreux autrefois à Paris, ne sont plus guère qu'une dizaine, maintenant que le commerce des pigeons a quitté les Halles, pour se monopoliser presque tout entier entre les mains de quelques négociants qui, l'un à Boulogne-sur-Seine et les autres à Charenton, envoient chaque matin sur le marché de Paris, les pigeons tués et prêts à être vendus. C'est donc seulement aux environs de Paris que l'on gave les jeunes pigeons qui viennent presque tous du Maconnais et de la haute Italie : ces derniers sont gavés à leur passage à la gare de Modane par un gaveur attaché spécialement à cette gare. Comment s'opère le gavage des pigeons ? Le gaveur fait préparer dans un baquet un mélange à parties égales d'eau, de grains de millet et de grains de vesce, il emplit sa bouche de ce mélange, puis prend chaque pigeon par les ailes d'une main, de l'autre lui ouvre le bec et y pousse autant de substance nutritive que le pigeon peut en recevoir. Cette manœuvre demande à peine une à deux secondes par chaque pigeon, de sorte que chaque gaveur peut gaver jusqu'à 2000 pigeons le matin et autant le soir, soit 4000 dans sa journée. Dans les moments de presse, le nombre des pigeons gavés par chaque homme peut aller jusqu'à 6000.

2° *Des peigneurs de cheveux.* — Ces industriels achètent aux chiffonniers de Paris les cheveux trouvés dans les boîtes à ordures et les démêlent en les classant par longueur, couleur et grosseur, pour les revendre ensuite. Si le cheveu est sec, le peignage se fait directement, mais si le cheveu est un peu gras, pour le dégraisser et éviter qu'il ne casse, on le recouvre de farine, ce qui facilite l'opération et rend le cheveu plus beau : on se sert pour cet usage de farine de seigle. De ces traitements successifs que subit le cheveu, il résulte un dégagement considérable de poussières dans lesquelles la farine tient la plus grande place : c'est cette dernière d'ailleurs qui est incriminée par les malades et, comme nous disait l'un d'eux, « c'est la farine qui nous tue ».

Un fait les avait péniblement impressionnés : il leur était impossible d'élever des animaux dans leur maison ; les oiseaux (serins, chardonnerets, passereaux) succombaient en quinze jours ou trois semaines après avoir toussé et considérablement maigri ; les chiens ne pouvaient vivre plus de trois mois ; les chats seuls résistaient.

Il suffit d'ailleurs de rester quelques minutes dans l'atelier de peignage pour se rendre compte que l'air y est irrespirable.

C. — **Pathogénie.**

1° *Pathogénie de la contamination des gaveurs de pigeons.* — Si les affections pulmonaires ne sont pas rares chez les gaveurs, c'est peut-être parce les pigeons sont loin d'être tous bien portants. Ils peuvent arriver malades, et les affections qu'ils présentent sont pour nous des plus curieuses. Nous avons eu l'occasion d'observer onze pigeons malades, qui sont morts sous nos yeux. A leur autopsie, nous avons vu que cinq avaient ce qu'on appelle le « chancre », déjà décrit en parlant de l'aspergillose spontanée des oiseaux, et le chancre seul ; que trois avaient à la fois le chancre et de la tuberculose d'autres organes ; enfin que les trois derniers n'avaient que de la tuberculose pulmonaire. Ce chancre, que nous avons retrouvé huit fois sur onze pigeons, est très connu des gaveurs qui lui attribuent souvent leur maladie ; sur ces huit chancres, qui tous furent cultivés sur liquide de Raulin, un seul a donné une culture d'aspergilllus fumigatus. Plusieurs fois, nous avons obtenu des cultures de staphylocoques. Il semble résulter de l'examen de ces huit pigeons chancreux, que l'aspergillus fumigatus joue un bien faible rôle dans le genèse des chancres, tandis que les infections banales dues aux staphylocoques paraissent avoir une grande influence sur leur développement.

Nous avons fait cette étude des lésions présentées

spontanément par les pigeons malades, parce qu'on pourrait se demander si le chancre ne serait pas la cause de la contamination des gaveurs : ceux-ci sont forcés en effet de pousser plus violemment le mélange d'eau et de grains dans le bec du pigeon, quand il est chancreux ; les grains pénètrent moins facilement par l'orifice ainsi rétréci, il en résulte pour le gaveur un contact un peu plus prolongé que de coutume avec l'animal, ce qui, pour beaucoup d'entre eux, serait la cause du mal, mais nous avons vu que l'aspergillus est loin d'exister dans tous les chancres, et nous pensons que c'est ailleurs qu'il faut chercher la raison de la maladie.

MM. Dieulafoy, Chantemesse et Widal, et M. Potain émettent l'hypothèse que peut-être les spores d'aspergillus existent sur les graines, et que dans ce cas, l'homme et le pigeon trouvent sur la graine la cause commune de leur affection ; nous avons longuement insisté sur la présence des spores d'aspergillus fumigatus sur les graines et nous pensons aussi que c'est là la cause principale de la contamination des gaveurs. Il se passe chez eux quelque chose d'analogue à ce que l'on rencontre chez les animaux qui contractent la maladie par l'ingestion des aliments mélangés de spores : celles-ci s'échappent et tombent dans le larynx et la trachée.

2° *Pathogénie de la contamination des peigneurs de cheveux.* — Nous avons assez longuement insisté sur le peignage des cheveux pour qu'on ait pu déjà incriminer les poussières émises dans cette opération :

notre conviction s'est faite plus profonde quand nous eûmes assisté à toutes ces manipulations qui laissent l'air presque irrespirable, et c'est sur ces poussières qu'a porté notre examen.

Lors de notre première visite à Gentilly (1), au mois de juillet 1895, nous avions emporté dans un tube stérile des poussières recueillies sur un abat-jour, et nous les avions ensemencées sur gélose, sur bouillon, sur maltose de Sabouraud et sur liquide de Raulin. Sur gélose, nous avons obtenu des colonies de staphylocoques blancs et du subtilis ; sur bouillon, nous avons constaté les mêmes microbes accompagnés d'un mucor ; sur liquide de Raulin, il existait à la fois de l'aspergillus glaucus et de l'aspergilllus fumigatus ; sur maltose, c'est l'aspergillus fumigatus seul qui s'est montré.

Frappé de l'apparition inattendue de ce champignon pathogène dans ces poussières, nous avons répété les expériences avec tout ce que nous avions emporté de Savigny-le-Temple. Les poussières générales, celles résultant du second peignage, la farine de seigle, ont été ensemencées dans des séries de onze tubes de liquide de Raulin, mis à l'étuve à 37 degrés pendant dix jours.

A. — Les poussières générales ont donné trois fois de l'aspergillus fumigatus seul, deux fois de l'aspergillus fumigatus accompagné dans un tube d'aspergillus flavus et d'un mucor, et dans un autre d'aspergillus

(1) Avant de s'établir à Savigny-le-Temple, ces peigneurs de cheveux demeuraient à Gentilly.

glaucus et d'un mucor. Un tube a donné de l'aspergillus flavus, un autre de l'aspergillus niger, un dernier de l'aspergillus nigrescens ; trois sont restés stériles.

B. — Les poussières, résultant du deuxième peignage, ont donné deux fois seulement de l'aspergillus fumigatus, accompagné dans un tube d'aspergillus flavus. Quatre tubes se sont couverts d'aspergillus niger mélangé une fois à de l'aspergillus nigrescens, une fois à du subtilis, une autre à de la levure rose. Trois tubes sont restés stériles.

C. — La farine de seigle a donné trois tubes d'aspergillus fumigatus seul, un tube d'aspergillus fumigatus accompagné de levure rose, un tube d'aspergillus fumigatus mélangé d'aspergillus nigrescens, un tube d'aspergillus flavus, un tube d'aspergillus niger. Quatre tubes sont restés stériles.

D. — Sur onze tubes ensemencés avec les cheveux bruts, aucun n'a donné de culture d'aspergillus fumigatus. Nous avons obtenu deux tubes d'aspergillus flavus, un tube d'aspergillus nigrescens, deux tubes d'aspergillus niger, quatre tubes de subtilis, un tube d'aspergillus glaucus et un tube de levure rose. Il est possible, probable même, qu'en multipliant les cul tures de ces cheveux bruts nous soyons arrivé à y déceler de l'aspergillus fumigatus ; la différence avec les autres cultures n'en est pas moins sensible, et la présence plus fréquente du champignon dans la farine semble bien indiquer que c'est elle surtout qu'il faut incriminer.

L'aspergillus fumigatus, retiré de cette farine et des poussières générales, était d'ailleurs pathogène : deux lapins ont été inoculés dans les veines, l'un avec deux centimètres cubes d'une émulsion de deux palettes de spores venant de la farine, l'autre avec la même quantité de spores venant des poussières : ils sont morts en quatre et cinq jours de tuberculose généralisée typique du foie, des poumons et surtout des reins ; un des deux présentait même une péritonite tuberculeuse granulique à forme ascitique, et c'est la première fois que nous observions le fait chez le lapin. Les organes de ces animaux, cultivés sur liquide de Raulin, ont donné des cultures du champignon, preuves de l'origine aspergillaire de l'infection.

Il était fort probable que l'aspergillus fumigatus de la farine tirait son origine de la surface des grains de seigle ; nous nous sommes procuré du seigle à la Halle aux blés, et nous en avons fait des ensemencements sur cinq tubes de liquide de Raulin : deux tubes sont restés stériles, l'un a donné une culture d'aspergillus fumigatus accompagné d'aspergillus glaucus, les deux autres ont donné des cultures pures d'aspergillus fumigatus.

E.— Désirant essayer l'action des poussières générales, sur le pigeon, ce réactif si sensible à la tuberculose aspergillaire, nous avons, tous les deux jours, inhalé six pigeons avec ces poussières : cinq sont morts, un seul a résisté. Le premier a succombé dix-sept jours après le début de l'expérience, ayant considérablement maigri ; à l'autopsie, ses poumons étaient complètement infiltrés de gros tubercules, de la dimension de lentilles, caséifiés et ramollis par places ; deux fragments ensemencés sur liquide de Raulin ont donné en cinq jours une culture d'aspergillus fumigatus.

Le second pigeon est mort le vingtième jour. Ses poumons étaient parsemés de tubercules plus petits que ceux du pigeon précédent ; leur ensemencement sur liquide de Raulin a donné de l'aspergillus fumigatus.

Le troisième, le quatrième et le cinquième n'ont succombé que trente, trente-trois et trente-cinq jours après le début des inhalations. Leurs poumons contenaient de gros tubercules disséminés, accompagnés de la lésion buccale connue sous le nom de chancre des pigeons ; les chancres et des fragments pulmonaires, ensemencés sur liquide de Raulin, ont donné en quelques jours des cultures d'aspergillus fumigatus.

Le sixième pigeon paraissait bien portant et résistait ; nous l'avons sacrifié par chloroforme le quarante-huitième jour. Il n'était pas amaigri, et ses poumons ne contenaient que deux cicatrices sur la face externe du côté gauche ; le poumon droit était complètement indemne. Des cultures, faites sur liquide de Raulin avec des fragments circonscrivant ces deux cicatrices, sont restées stériles.

Chez les cinq premiers pigeons, l'affection avait évolué de la même façon que chez les pigeons inhalés par nous en 1893 avec des spores virulentes : au bout de quelques jours les plumes se hérissaient, le pigeon se rétractait en boule, en faisant le gros dos et cachant complètement sa tête ; l'évolution seule avait été plus lente.

Ces résultats étaient pour nous une confirmation complète du rôle pathogénique des poussières dans la genèse de l'affection pulmonaire de nos malades ; ils étaient de plus la vérification expérimentale de la cause de la mort rapide des oiseaux dans l'atelier de peignage.

Dans ces deux cas, c'est donc bien aux spores contenues dans la farine qu'on doit attribuer l'infection.

3° *Pathogénie de la contamination en dehors des gaveurs de pigeons et des peigneurs de cheveux.* — Il est fort possible que l'infection aspergillaire atteigne aussi les personnes qui ne sont pas en rapport d'une manière aussi immédiate avec les graines et les farines : tel est, par exemple, le cas rapporté par Arkle et Hinds, chez un cultivateur (qui avait manié cependant des graines), et chez lequel la pathogénie semble identique à celle indiquée plus haut.

Il est également fort possible que l'affection puisse s'observer chez des malades qui vivent plus ou moins éloignés de cette cause de contamination. Les recherches que nous avons entreprises cette année nous permettent de comprendre la possibilité de l'infection en pareil cas, puisque nous avons pu trouver des spores d'aspergillus fumigatus dans le mucus nasal et la salive de personnes qui n'avaient aucune affection aspergillaire; mais cette constatation, ainsi qu'on va le voir, est loin d'être la règle.

A la fin du mois de novembre 1895 et au début du

mois d'avril 1896, nous avons recherché dans la salive et le mucus nasal de personnes, les unes saines, les autres atteintes d'affections les plus diverses, la présence possible de spores d'aspergillus fumigatus (1).

I. Nos examens du mois de novembre ont porté sur huit femmes saines de la Clinique d'accouchements, hospitalisées au dernier terme de leur grossesse normale. Le procédé de recherches était le suivant : avec un petit fragment d'ouate hydrophile, en forme de boulette, stérilisé à l'autoclave à 120 degrés, nous prenions sur chaque malade, à l'aide d'une pince stérilisée, un peu de salive et de mucus nasal : les petits morceaux d'ouate étaient ensuite ensemencés chacun dans un tube de liquide de Raulin (2) mis à l'étuve à 37 degrés. Nous nous étions préalablement assuré qu'emprisonnées dans l'ouate hydrophile, les spores d'aspergillus fumigatus pouvaient facilement, sur ce liquide, donner du mycélium et venir à fructification.

Les seize tubes sont restés stériles, après un séjour de vingt jours à l'étuve.

II. Au début du mois d'avril 1896, nous avons fait les mêmes recherches sur les malades atteints d'affections les plus diverses qui venaient demander

(1) Rénon, Recherche des spores de l'aspergillus fumigatus dans le mucus nasal et la salive de personnes saines et malades (*Soc. de biol.*, 2 mai 1896).

(2) Les tubes employés avaient 14 millimètres de diamètre; la hauteur du liquide était à peu près de 4 centimètres dans chaque tube.

à la consultation de l'hôpital Necker (1) des avis médicaux. L'examen a porté sur cinquante malades, hommes ou femmes ; l'ensemencement a été fait comme nous l'avons dit plus haut, et sur le même milieu.

Dans quelques cas nous avons obtenu des résultats positifs. Nous commencions par nous débarrasser des tubes qui, après huit jours de séjour à l'étuve à 37 degrés, n'avaient donné aucun développement de mycélium aux dépens du fragment d'ouate ensemencé : la longue pratique des cultures sur le liquide de Raulin nous avait appris que ce délai de huit jours est toujours suffisant pour permettre la genèse des premiers filaments mycéliens qui mettront ensuite plusieurs jours à terminer leur évolution. Soixante-cinq tubes stériles furent ainsi retirés de l'étuve, soit vingt-sept pour le mucus nasal, et trente-huit pour la salive.

Les autres tubes y furent encore laissés quatorze jours : tous furent définitivement retirés le vingt-troisième jour. Dans les tubes où la hauteur de liquide de Raulin n'excède pas cinq centimètres, jamais un mycélium d'aspergillus fumigatus n'emploie vingt-trois jours à s'élever du fond du tube à la surface et parvenir à fructification, remarque importante pour expliquer une partie des résultats obtenus.

(1) La circonscription médicale de l'hôpital Necker, établie par le nouveau règlement hospitalier, comprend, à Paris, les quartiers d'Auteuil, de Grenelle, de Javel, Saint-Lambert et Necker ; elle s'étend de plus aux communes suburbaines de Clamart, d'Issy et de Malakoff.

Des douze tubes ensemencés avec la salive, et qui sont restés vingt-deux jours à l'étuve :

Un a donné une culture d'aspergillus fumigatus.

Cinq ont donné une culture d'une levure blanche.

Cinq ont donné du mycélium, qui s'est arrêté dans son développement vers le huitième jour de séjour à l'étuve, et s'est maintenu distant de 1 à 2 centimètres de la couche supérieure du liquide.

Des vingt-trois tubes ensemencés avec le mucus nasal et restés vingt-deux jours à l'étuve :

Un a donné une culture d'une levure blanche.

Un a douné une culture d'aspergillus niger.

Un a donné une culture d'aspergillus nigrescens et d'aspergillus fumigatus.

Trois ont donné une culture d'un mucor.

Cinq ont donné des cultures d'aspergillus fumigatus.

Onze tubes ont donné du mycélium dont le développement s'est arrêté au bout de huit jours, et, qui, comme plus haut, n'a pas gagné la surface du liquide.

On voit donc que dans nos deux ordres de recherches, sur cinquante-huit cas, nous n'avons constaté qu'une seule fois la présence des spores de l'aspergillus fumigatus dans la salive, et six fois dans le mucus nasal : ce champignon était pathogène pour le lapin. Nous ignorons à quelles espèces appartiennent ces mycéliums, dont le développement s'est trouvé interrompu dès les premiers jours, et s'est arrêté très vraisemblablement à cause de la température de 37 degrés, trop élevée pour eux. On peut ainsi voir de quelle utilité est l'emploi du liquide de Raulin, non seulement pour séparer les bactéries des champignons, mais encore pour différencier les unes des autres les espèces mycosiques.

Dans huit cas seulement, nous avons pu obtenir des cultures positives de la salive et du mucus nasal chez les mêmes personnes, et, dans deux de ces cas, les résultats ont concordé :

1. Même levure blanche (salive et mucus nasal).
2. Même mycélium arrêté dans son développement (salive et mucus nasal).
3. Levure blanche (mucus nasal). — Mycélium arrêté dans son développement (salive).
4. Mycélium arrêté dans son développement (mucus nasal). — Mucor (salive).
5. Aspergillus fumigatus (mucus nasal). — Aspergillus nigrescens (salive).
6. Mucor (mucus nasal). — Mycélium arrêté dans son développement (salive).
7. Aspergillus nigrescens et aspergillus fumigatus (mucus nasal). — Levure blanche (salive).
8. Mycélium arrêté dans son développement (mucus nasal). — Levure blanche (salive).

Il est fort possible que, faites sur d'autres personnes, dans d'autres conditions de température, de saison et d'habitat, des recherches analogues donnent des résultats différents : nous tenions cependant à les faire connaître parce qu'ils expliquent la possibilité de l'infection par l'air, tout en montrant combien elle doit être rare.

4° *Comment les spores de l'aspergillus pénètrent-elles dans les poumons?* — Ces spores suivent la voie naturelle de toutes les infections bronchiques et pulmonaires. Elles passent du larynx dans la trachée, puis dans les bronches, et finissent par arriver dans l'alvéole, après avoir traversé les petites bronches. Il paraît inutile de dire que, durant ce trajet, beaucoup sont arrêtées, expulsées au dehors avec les mucosités bronchiques et trachéales, grâce à l'activité de l'épithélium à cils vibratiles. Dans l'alvéole, que deviennent-elles?

En faisant aspirer aux animaux des spores d'aspergillus fumigatus, Hildebrandt (1) a pu constater que les spores de ce champignon traversent facilement la couche épithéliale des alvéoles et sont absorbées par les cellules à poussières (Staubzellen), origines des premières réactions organiques qui aboutissent chez l'animal à la formation des tubercules isolés, conglomérés ou infiltrés.

D. — **Documents cliniques.**

1°. *Observation I, de MM. Dieulafoy, Chantemesse et Widal* (2) (gaveurs de pigeons).

Il existe à Paris une classe d'individus exerçant la profession de gaveurs de pigeons. Chez eux, il est de notion vulgaire que le gavage occasionne à la longue une maladie chronique du poumon. Nous avons observé pour notre compte trois gaveurs atteints d'une pneumopathie, dont l'évolution est celle de la tuberculose pulmonaire chronique. Elle est caractérisée par de l'essoufflement, de la toux, de l'expectoration purulente, de petites hémoptysies à répétition et parfois des manifestations pleurales. L'examen de la poitrine décèle des signes de bronchite et d'induration pulmonaire, en général localisée, se révélant par la faiblesse de la respiration et un peu de submatité. La température est relativement peu élevée et cependant les malades pâlissent, maigrissent et passent par des périodes d'aggravation et d'amélioration. Chez l'un d'eux

(1) Hildebrandt, Experimentelle Untersuchungen über des Eindringen pathogener Microorganismen von den Luftwegen und der Lungen. Dissertation, Königsberg, 1888.

(2) Dieulafoy, Chantemesse et Widal, *loc. cit.*

nous suivons ces alternatives depuis plus de deux ans. Dans aucun cas nous n'avons constaté la présence de bacilles de Koch dans les crachats.

Nous avons pu suivre un de ces malades six ans après : il ne présentait plus de lésions pulmonaires appréciables, ses crachats ne contenaient pas de bacilles, et, dans douze séries d'examens de crachats sur liquide de Raulin, il nous a été impossible de trouver trace d'aspergillus. Il paraissait donc guéri de son affection.

2° *Observation II, ae M. Potain* (1), *complétée par nous depuis quatre années* (gaveur de pigeons) (2).

Le 16 juin 1891 est entré dans nos salles un malade qui, depuis deux ans, est atteint d'un rhume persistant. A son arrivée il avait une fièvre légère, le thermomètre ne montant pas au-dessus de 38°,5, qui diminua en quatre à cinq jours et est actuellement disparue. Ses antécédents héréditaires sont nuls. Le père est un asthmatique et la mère est morte d'une maladie inconnue. Le malade lui-même a eu la fièvre typhoïde, la petite vérole et a été réformé pour une hernie. En 1885, il a souffert d'une pleurésie gauche qui guérit assez rapidement, puis l'année suivante, a eu une pleurésie droite qui a nécessité une ponction ; enfin il a encore souffert de douleurs rhumatismales. Il y a deux ans, notre homme s'est mis à tousser ; depuis ce temps la toux est restée persistante, présentant de temps à autre des exacerbations ; l'épidémie de grippe n'a pas entraîné de complications. La santé a commencé à s'altérer lorsque la toux durait depuis quelques mois, et il est survenu successivement trois hémoptysies. Ces dernières ne se sont du reste pas reproduites et le malade n'a plus rendu que des crachats striés de sang. L'amaigrissement s'est accentué peu à peu et le malade à perdu environ 10 kilogrammes de son poids.

Au moment de l'entrée, on a constaté facilement qu'il avait une bronchite généralisée. De plus, au niveau de la fosse sus-épineuse

(1) Potain, *loc. cit.*
(2) Rénon, Thèse, p. 51.

du côté gauche, la sonorité était diminuée et la différence avec le côté droit supérieure à celle que l'on constate habituellement. Au même point, le murmure vésiculaire était affaibli, un peu rude, l'expiration un peu prolongée, et il y avait de petits râles très fins, après les grandes inspirations qui suivent la toux. Cette dernière était très retentissante ainsi que la voix et l'on constatait de la bronchophonie et de l'augmentation des vibrations. Tous ces phénomènes, modérés mais manifestes, étaient limités à la partie supérieure du côté gauche, en arrière, et la fosse sous-épineuse ne présentait rien de notable. En avant et à gauche, il y avait un peu de tympanisme, et la tonalité du son obtenu par la percussion était un peu élevée ; le murmure vésiculaire était normal. En somme, tous les signes étaient limités à la partie supérieure du côté gauche en arrière, et dans le reste de la poitrine on ne constatait que des signes de bronchite qui sont du reste entièrement disparus.

Le malade rend des crachats épais, visqueux, opaques, nummulaires, nageant dans de la sérosité et mélangés de matières noirâtres de nature mal déterminée. Bien que cette expectoration ait absolument l'aspect de celle que l'on rencontre dans la tuberculose, on ne trouve point de bacilles à l'examen microscopique, et cela est d'autant plus étonnant que le malade se présente absolument sous l'apparence d'un tuberculeux classique. Les phénomènes constatés du côté du poumon, l'altération de la santé, l'amaigrissement, etc..., conduisaient forcément à peu près à ce diagnostic, qui n'était contredit que par l'absence des micro-organismes caractéristiques qui existent presque toujours dans ces conditions. Les bacilles manquent surtout chez deux catégories de tuberculeux : chez ceux qui sont au début de la maladie quand il n'y a pas de ramollissement, et chez ceux qui ont un catarrhe bronchique abondant dont la sécrétion noie celle des parties tuberculeuses. Dans le cas actuel, il n'y a pas à invoquer ces conditions, car les crachats paraissent venir des parties malades, et les craquements qui suivaient la toux indiquaient le ramollissement.

Au lieu des bacilles, on a trouvé dans les crachats une sorte de champignon, l'aspergillus.

Nous voyons l'année suivante le malade à l'hôpital Necker, et nous rapportons quelques détails qui nous ont paru intéressants :

Ce gaveur de pigeons entre à l'hôpital Necker, salle Vernois, n° 3, dans le service du professeur Dieulafoy, le 15 mars 1892.

Ce malade vient à l'hôpital parce que ses forces disparaissaient et qu'il a tous les soirs de l'œdème des jambes.

Cet œdème des jambes a débuté depuis un mois, mais tandis qu'il n'apparaissait alors que tous les deux ou trois jours, il se montre maintenant d'une façon régulière, apparaissant vers la fin de l'après-midi, se localisant d'abord aux pieds, puis gagnant le mollet dans la soirée et s'accompagnant de fourmillements et de picotements douloureux.

En outre, les forces ont considérablement diminué, et le malade se trouve dans l'impossibilité de faire tout travail exigeant un effort soutenu : les palpitations, l'essoufflement, l'oppression surviennent bientôt et le forcent alors à s'arrêter. L'ascension d'un escalier, la marche s'accompagnent souvent d'étourdissements, et le malade tomberait s'il ne cherchait immédiatement un point d'appui.

Tous ces symptômes ont débuté il y a trois ans par des digestions pénibles, des pesanteurs dans la région épigastrique et par une hémoptysie qui survint au moment même où il gavait ses pigeons. Son habileté professionnelle devint moins grande depuis ce moment, et il mettait deux heures et demie à trois heures pour gaver 1500 pigeons, alors qu'auparavant deux heures suffisaient à ce travail; enfin il lui arrivait souvent de manquer plusieurs fois le gavage des pigeons dans une même séance.

Un an après, en 1889, survint une seconde hémoptysie, beaucoup plus abondante que la première, suivie d'un abattement profond des forces. Une troisième hémoptysie se produisit en 1890, qui lui fit abandonner son métier de gaveur. En dehors de ces grandes hémoptysies, il lui arrivait de rendre des crachats striés de sang.

Il eut à cette époque quelques petits frissons, de la fièvre, et entra pendant quatre mois dans le service de M. Chantemesse; la fièvre, qui n'avait jamais été plus forte que 38°,5, céda, ainsi que la faiblesse, à l'usage de la viande crue, de l'huile de foie de morue et de la créosote.

Quelques mois après il entrait dans le service de M. Potain.

L'examen des poumons fait constater en avant sous la clavicule, à la percussion, et en arrière dans la fosse sous-épineuse, et seulement du côté gauche, une diminution manifeste de la sonorité : les vibrations thoraciques sont un peu exagérées au niveau de ces deux points; à l'auscultation, on constate un affaiblissement du murmure vésiculaire, la respiration rude, et l'expiration prolongée. Nous n'avons perçu ni râles sous-crépitants, ni craquements, ni râles de bronchite. Le poumon droit paraît absolument normal.

L'examen du cœur ne révèle aucun bruit morbide.

Du côté de l'appareil digestif, on trouve des troublés dyspeptiques, de la douleur à la pression au creux épigastrique, des digestions pénibles, quelques pituites le matin ; le malade avoue d'ailleurs des habitudes alcooliques non douteuses.

Enfin, en examinant la région anale, on constate l'existence d'une petite fistule ayant débuté il y a quinze mois, au dire du malade. Cette fistule, siégeant du côté droit, est complète, le stylet introduit par son orifice externe faisant saillie à travers la muqueuse : une intervention immédiate proposée est repoussée aussitôt par le malade.

L'expectoration est peu abondante ; elle se compose de crachats, les uns verts, nummulaires, épais, les autres spumeux, aérés, dans lesquels on voit parfois de petits points grisâtres. Le malade est soumis au traitement par l'huile de foie de morue à hautes doses et par la créosote : il s'est amélioré pendant son premier séjour, qui a duré jusqu'au 12 avril, et n'a jamais eu d'hémoptysies pendant le temps qu'il est resté à l'hôpital.

L'examen des crachats, répété vingt fois au point de vue de la tuberculose, n'a jamais révélé la présence des bacilles de Koch : par contre, cet examen, fait à la safranine, nous a permis d'y retrouver douze fois des fragments de mycélium d'aspergillus et huit fois des spores de ce champignon.

Nous avons indiqué plus haut comment nous avons pu isoler cet aspergillus, comment nous avons pu vérifier son pouvoir pathogène sur les animaux, quels résultats nous avait donné l'inoculation des crachats du malade au cobaye, nous n'y reviendrons pas.

La présence de la fistule anale, que n'avait point indiquée l'observation de M. Potain, nous intriguait beaucoup ; aussi sur nos instances le malade est revenu passer quinze jours dans notre service à partir du 15 avril, et nous avons pu le convaincre de l'utilité de l'opération : cette dernière fut faite le 18 avril, et cinq cultures des parties grattées après l'incision, faites sur le liquide de Raulin, ne donnèrent que des résultats négatifs après vingt-cinq jours de séjour dans l'étuve à 37 degrés. Il ne s'agissait donc point de fistule d'origine aspergillaire.

En 1895, le malade entre dans le service de M. Gaucher à l'hôpital Saint-Antoine, où notre ami Sergent l'examine avec la plus grande attention, et ne trouve plus qu'une seule fois de l'aspergillus sur 20 ensemencements sur liquide de Raulin : par contre les bacilles de Koch y sont nombreux.

En 1896, nous avons eu l'occasion de revoir le malade à l'hôpital Necker dans le service du professeur Dieulafoy. Nous avons été surpris de trouver cet homme, que nous avions perdu de vue depuis quatre années, en état relativement assez bon : l'amaigrissement n'avait point fait de progrès, l'état général était assez satisfaisant. Il se plaignait de quintes de toux violentes, surtout la nuit ; les hémoptysies avaient persisté, apparaissant une fois chaque hiver. Les signes stéthoscopiques étaient des plus intéressants à relater. Du côté droit, en avant, on notait de la submatité, de la respiration rude, de l'expiration prolongée et quelques craquements secs : en arrière, de la submatité au sommet, avec respiration soufflante à timbre bronchique, et expiration prolongée. Du côté gauche, il existait en avant une sonorité plutôt exagérée, avec une inspiration humée, rude, sans bruits surajoutés ; en arrière, de la submatité au sommet, plus accentuée dans le tiers externe de la fosse sus-épineuse, avec respiration très rude, presque à timbre cavitaire. Le diagnostic de lésion pulmonaire est le suivant : induration des sommets, sclérose broncho-pulmonaire, emphysème, cavité sèche probable.

L'expectoration, composée de crachats muqueux plutôt que purulents, rendus en très petite quantité, fut examinée très attentivement : nous n'y avons point trouvé de bacilles de Koch, non plus que de mycélium aspergillaire. Les cultures de ceux-ci sur liquide de Raulin sont restées négatives. L'aspergillose avait complètement disparu et la bacillose était en voie de guérison par cicatrisation des lésions primitivement observées. Tous les signes fonctionnels et stéthoscopiques constatés nous paraissaient être sous la dépendance de cette évolution scléreuse.

3° *Observation III, de Rénon* (1), *continuée jusqu'à l'examen nécroscopique* (gaveur de pigeons).

Le nommé P..., gaveur de pigeons, entre salle Vernois, n° 16, dans le service du professeur Dieulafoy, le 3 avril 1894.

Le malade ayant commencé à dix-sept ans son métier de gaveur de pigeons, fut gaveur pendant huit ans, de 1876 à 1884; il exerça son métier sept ans aux Halles et un an à Charenton. C'est dans cette localité, il y a huit ans, qu'il commença à tomber malade ; il toussait et crachait beaucoup, sans avoir jamais eu d'hémoptysie. De plus, chaque fois qu'il commençait à gaver, il vomissait son déjeuner du matin ; ses autres repas étaient au contraire facilement digérés.

Ces symptômes s'accusèrent l'année suivante, il devint très faible, respira mal, continua de tousser et de cracher et dut arrêter complètement son travail. Après dix-huit mois de soins chez lui, il entra à l'hôpital Saint-Antoine, dans le service de M. Moutard-Martin, qui lui fit de la révulsion à l'aide de pointes de feu et lui fit prendre de l'iodure de potassium ; il retourna à plusieurs reprises chez M. Moutard-Martin, et en octobre 1891, il entra dans le service de M. Troisier qui le soigna par l'iodure de potassium et la créosote, et qui, avec l'assentiment de notre ami Papillon, fut assez aimable pour l'envoyer dans notre service.

Le malade présente un certain embonpoint et paraît en bonne santé ; il a maigri cependant de 20 kilogrammes en six ans, et c'est depuis un an seulement qu'il a de nouveau engraissé ; actuellement il se plaint surtout de crises d'étouffements qui reviennent presque toutes les nuits, le réveillent et durent environ vingt minutes à une demi-heure, rarement plus. Il est alors obligé de s'asseoir sur son

(1) Rénon, Thèse, p. 53.

lit ou même de se lever et d'aller jusqu'à la fenêtre qu'il lui faut souvent ouvrir : alors seulement il éprouve un peu de soulagement. Il est en même temps pris d'une constriction violente au niveau du pharynx. Toute cette crise se termine par une émission abondante de crachats spumeux, comparés par le malade à de l'eau de savon. L'accès passé, il se rendort.

En dehors de ces accès nocturnes, on observe de la toux, mais une toux sèche et prolongée, et les crachats rendus alors par le malade sont des crachats épais, verdâtres, nummulaires, suivis bientôt de crachats spumeux ; on observe alors dans les crachats deux couches : une couche supérieure, blanchâtre, aérée, spumeuse, et une couche inférieure, verdâtre, noyée dans un liquide clair.

A la percussion de la poitrine, on entend une sonorité normale, en avant et en arrière, aux deux sommets ; les vibrations thoraciques paraissent accrues aux deux sommets quand on fait compter le malade. A l'auscultation on entend des râles ronflants et sibilants dans toute l'étendue des poumons, et un peu de souffle en arrière et à droite, témoignant là d'une induration pulmonaire manifeste.

La dyspnée est assez considérable, le malade ayant, au moment de son entrée, trente-deux respirations par minute : la marche rapide, ainsi que la course, est impossible ; le malade ne peut monter les escaliers, il est obligé de s'arrêter au bout de quelques marches, la respiration lui manquant complètement. Dans ces cas et au moment des crises nocturnes, il est pris souvent de transpirations abondantes, localisées principalement au dos et à la poitrine.

L'examen du cœur ne révèle pas grand'chose : les battements sont sourds et lointains et d'une perception difficile, à cause des bruits thoraciques : on ne note aucun bruit de souffle.

Le foie n'est pas douloureux, il n'est point augmenté de volume ; l'urine est rendue en quantité normale et ne renferme ni sucre, ni albumine.

L'index de la main gauche de notre malade présente une lésion curieuse, une plaque de tuberculose verruqueuse de la peau, semblable à celle décrite par Riehl et Paltauf, et semblable à celles que nous avons eu l'occasion d'observer pendant notre séjour à l'hôpital Saint-Louis. Cette lésion se présente sous l'aspect suivant : il existe sur la face dorsale de l'index deux saillies sèches et croûteuses, formant une ligne oblique d'une largeur irrégulière, variant entre 6 millimètres et 2 centimètres, contournant l'index en spirale pour aboutir à la face palmaire de la deuxième phalange. Cette saillie est nettement verruqueuse, elle est de plus fendillée ; dans les fentes existant ainsi, on observe parfois des squames blanchâtres, parfois des points d'un noir verdâtre. Cette affection a débuté au niveau de la deuxième et de la troisième phalange sur la face dorsale, six mois après que le malade eut quitté son métier de gaveur de pigeons : elle ne s'accompagne d'aucune douleur, et produit seulement un léger prurit qui le force à se gratter souvent.

L'étude des antécédents héréditaires et personnels du malade n'apprend rien qui puisse élucider son affection : ses parents sont morts âgés, et, quant à lui, il n'a jamais eu qu'autrefois, dans sa jeunesse, un chancre mou compliqué de bubon suppuré.

L'examen des crachats du malade, pratiqué vingt fois, nous a fait rencontrer deux fois la présence du bacille de Koch, dix fois la présence de mycélium, huit fois de spores. Nous avons isolé le champignon des crachats comme nous l'avons dit précédemment, et les résultats de l'inoculation au cobaye des crachats du malade nous a donné, comme pour le premier malade, quatre infections par bacille de Koch sur quatre animaux.

De même que la fistule anale du premier malade nous avait beaucoup préoccupé, de même nous avons été frappé par la tuberculose verruqueuse de la peau que présentait le second malade. Nous pouvions penser qu'il s'agissait là d'une tuberculose cutanée aspergillaire, et la présence des points noirs verdâtres qui émergeaient des espaces fendillés pouvait nous laisser supposer qu'ils n'étaient peut-être autres que des fragments de mycélium d'aspergillus fumigatus. Nous avons alors, d'une façon aseptique, gratté la surface cutanée à ce niveau, et nous avons ensemencé dans le liquide de Raulin le produit ainsi obtenu successivement trois fois, le 14, le 16 et le 21 avril : jamais nous n'avons pu obtenir de culture de champignon, même après deux mois de séjour à l'étuve. Pour guérir cette tuberculose verruqueuse, nous avons employé la méthode de raclage avec la curette de notre maître M. Vidal, et nous avons ensemencé les petits fragments cutanés ; sur quatre cultures faites le 13 et le 18 mai, nous n'avons eu que des résultats négatifs. Nous avons fait par contre des coupes d'un petit morceau ainsi raclé et nous n'y avons trouvé ni mycélium, ni, comme c'est d'habitude la règle, de bacille de Koch, si difficile à trouver en pareil cas. Cette tuberculose ne pouvait être dès lors rapportée à la tuberculose aspergillaire, et il paraissait probable, sans qu'on ait pu l'affirmer, qu'elle s'identifiait avec la vraie tuberculose de Koch.

Depuis son séjour à l'hôpital, la situation du malade ne s'est guère modifiée ; il est actuellement guéri de sa tuberculose cutanée ; l'appétit s'est toujours maintenu ; seuls les signes physiques sont un peu modifiés. Il semble qu'il y ait du ramollissement aux deux sommets, l'auscultation dénotant à ce niveau des râles sous-crépitants, surtout après la toux.

Jamais on n'a observé d'élévation de température.

Le malade séjourne jusqu'en 1893 dans le service du professeur Dieulafoy à l'hôpital Necker, puis il sort et rentre en 1894 dans le service de M. Albert Robin (1) à l'hôpital de la Pitié, où il reste quelques mois, en présentant les mêmes symptômes, avec toutefois augmentation de la dyspnée. Il sort pendant quelques mois, et rentre dans le même service le 17 janvier 1895, dans un état si alarmant qu'il succombe quelques jours après. Voici d'ailleurs la relation de cette crise finale :

Le malade rentre cette fois se plaignant d'accès de suffocation qui depuis deux mois augmentent en intensité et en fréquence, et rendent aujourd'hui tout travail impossible.

Ce qui frappe tout d'abord à l'examen du malade, c'est une dyspnée assez intense qui appelle l'attention sur les poumons. A l'examen de ceux-ci, on trouve, en avant dans la région sous-claviculaire gauche, à la percussion une matité très nette, avec, à droite seulement, de la submatité ; à l'auscultation, la respiration est soufflante, on entend de gros râles muqueux à gauche, tandis qu'à droite on n'entend seulement que des râles muqueux plus fins.

En arrière, à la percussion, on trouve à gauche une

(1) Nous remercions bien vivement M. Albert Robin de l'extrême obligeance avec laquelle il a bien voulu mettre à notre disposition la fin de l'observation et les pièces anatomiques.

zone de matité qui occupe toute la fosse sus-épineuse et la fosse sous-épineuse (partie toute supérieure) ; à droite, on note également de la matité, mais seulement au niveau de la fosse sus-épineuse. A l'auscultation, on trouve au sommet gauche de gros râles cavernuleux, accompagnés de râles muqueux plus discrets. A droite, on n'entend que des râles muqueux qui masquent les autres bruits. Dans toute la hauteur des poumons, des deux côtés, on entend de gros râles ronflants et sibilants qui emplissent toute la poitrine.

L'auscultation du cœur donne un renseignement intéressant. Les bruits du cœur sont sourds ; mais l'auscultation délicate des orifices est impossible, étant troublée par les bruits pulmonaires. Le pouls, est normal, les artères sont relativement souples.

L'aspect général est bon ; le visage et le thorax marquent un embonpoint qui contraste avec les signes si généralisés des poumons. L'appétit est conservé, mais les digestions sont lentes, laborieuses. Pas d'albumine dans les urines.

Le malade expectore un liquide glaireux très abondant, dans lequel nagent quelques crachats verts et quelques filaments noirâtres.

Les jours suivants, l'expectoration a beaucoup augmenté (le malade rendait deux et trois crachoirs en vingt-quatre heures) ; mais elle conserve toujours les mêmes caractères.

Les accès de suffocation se montrent trois et quatre fois par jour, et durent environ deux heures ; pendant ces accès, le malade qui étouffe se met à la fenêtre pour respirer.

Le 23, c'est-à-dire six jours après son entrée, le malade, qui a eu la veille un accès plus violent que les autres, est affaissé ; le teint, assez bon jusqu'alors, est pâle, terreux, et l'anxiété est plus grande, la dyspnée plus intense. L'appétit a disparu, le malade ne se lève même plus quand il a ses accès, car, dit-il, il n'a plus de force.

Le 26, pendant la visite, le malade est en proie à un accès d'oppression qui dure depuis sept heures du matin : on le trouve assis sur son lit, la face cyanosée, le visage couvert de sueurs, en proie à une anxiété vive. Le 27, le malade succombe au cours d'un de ces accès, emporté par les lésions de sclérose pulmonaire que nous aurons à décrire en traitant de l'anatomie pathologique.

4° *Observation IV, de MM. Gaucher et Sergent* (1) (gaveur de pigeons).

Étienne C..., âgé de vingt-quatre ans, gaveur de pigeons, entre le 25 avril à l'hôpital Saint-Antoine, salle Marjolin.

Depuis un mois, il sent ses forces diminuer, tousse, crache beaucoup, a de petits accès de fièvre ; dans le courant de la semaine dernière, il a eu deux hémoptysies légères ; depuis ce moment son expectoration est restée striée de petits filets de sang ; il s'en est effrayé et s'est décidé à venir se faire soigner.

Cet homme est maigre, mais l'état général est assez bon ; l'habitus n'est pas celui d'un phtisique. Il se plaint surtout d'une douleur siégeant dans le côté gauche du thorax, un peu au-dessous de la pointe de son omoplate, et qu'il ressent depuis le début

(1) Gaucher et Sergent, *loc. cit.*

de sa maladie. Il tousse souvent; son expectoration est très abondante, épaisse, légèrement gommeuse, homogène, verdâtre; elle est striée de minces filets de sang. Il n'y a pas de dyspnée, ni d'accès de pseudo-asthme.

La percussion fait découvrir dans la région du point douloureux une zone de submatité qui répond à la fosse sous-épineuse et s'étend un peu au-dessous de la pointe de l'omoplate. Dans toute cette région la respiration est obscure, légèrement soufflante; après les grands efforts d'inspiration et surtout après la toux, on entend quelques râles sous-crépitants fins. En aucun autre point de la poitrine il n'existe de lésion.

Rien au cœur. Urines normales. Pas de fièvre.

Ce malade ne présente aucun antécédent héréditaire tuberculeux; ses parents sont très bien portants (son père a quatre-vingt-trois ans); il a deux frères très robustes.

Lui-même a toujours joui d'une santé parfaite; il a eu simplement deux attaques d'influenza dans le cours de la même année, il y a deux ans, pendant son service militaire à l'île d'Elbe.

C'est un Italien des environs de Turin; il est venu en France il y a environ un an, pour chercher de l'ouvrage, s'est employé comme journalier et *est entré comme gaveur de pigeons il y a trois mois*, dans une des rares maisons où s'exerce encore cette profession, à Charenton (nous soulignons cette date en passant, pour la mettre en parallèle avec celle du début de la maladie).

Le traitement, institué le premier jour, a consisté en un vésicatoire appliqué *loco dolenti*, et en une potion contenant un gramme d'ergotine.

Le troisième jour, les filets de sang ayant complètement disparu de l'expectoration, nous avons supprimé l'ergotine et l'avons remplacée par 3 grammes d'extrait de ratanhia. Le cinquième jour nous avons, pour les mêmes raisons, supprimé l'extrait de ratanhia et nous avons prescrit quatre pilules créosotées de 10 centigrammes chacune, ainsi que 1 gramme d'acide borique dans un julep diacodé.

Le *5 mai*, se trouvant bien, n'ayant plus de douleur thoracique, le malade a voulu sortir. Les signes de congestion pulmonaire avaient complètement disparu : l'expectoration était moins abondante, mais restait verdâtre et gommeuse.

Malgré nos efforts pour le retenir quelques jours encore, nous avons dû le laisser quitter l'hopital, non sans lui conseiller vivement d'abandonner sa profession. Nous lui recommandions en même temps de continuer l'usage des pilules créosotées pendant quelque temps.

Le *24 mai*, il revint nous voir dans la matinée. En dépit de nos conseils et des craintes que nous avions cherché à lui inspirer, il avait repris son métier de gaveur de pigeons aussitôt sa sortie de l'hôpital. Les premiers jours il avait continué à se bien porter, mais, au bout d'une semaine, il s'était mis de nouveau à tousser; l'expectoration avait repris son abondance et la douleur thoracique du côté gauche avait reparu. Il se plaignait de plus d'une sensation de chatouillement fort pénible le long de la trachée, sensation surtout vive et douloureuse au moment des accès de toux. Nous l'avons examiné avec soin et nous avons retrouvé des signes de congestion pulmonaire dans la même région que lors de son entrée à l'hôpital. Nous lui avons alors conseillé de rentrer dans le service. Mais il refusa, prétextant que son patron l'avait choisi pour aller gaver à la gare de Modane, pendant l'arrêt des trains, les jeunes pigeons venant d'Italie. (On sait, en effet, qu'un gaveur de pigeons se tient toute l'année dans cette ville, à cet effet.) C'était pour lui, disait-il, une occasion de gagner un salaire plus élevé, il ne voulait pas la laisser échapper.

Nous lui avons alors simplement conseillé des badigeonnages à la teinture d'iode, un vésicatoire au besoin, et dans la crainte de nouvelles hémoptysies, nous avons, dans la prescription, remplacé la créosote par des pilules ainsi composées :

Goudron de Norvège..............	10 centigrammes
Poudre de Dower.................	2 —
Benjoin pulvérisé................	Q. S.

pour une pilule. Trois à quatre par jour.

Il revint nous voir quatre jours après et nous apporta des graines de vesce que nous lui avions demandées. Il se trouvait mieux, mais les signes de congestion subsistaient ainsi que la douleur thoracique et le chatouillement trachéal.

Depuis, nous ne l'avons pas revu.

5° *Observation V, de Rénon* (1) (peigneurs de cheveux).

Toute une famille entière, le père, la mère et le fils, sont occupés à ce travail dans un atelier commun. Ils exerçaient depuis de longues années cette industrie à Gentilly, quand, au mois de

(1) Rénon, *loc. cit.*

juillet 1895, sur le conseil de M. Féré, ils se décidèrent à se transporter à la campagne, pour se fixer à Savigny-le-Temple; nous avons visité les deux ateliers, et nous n'avons pas eu de peine à nous convaincre de la supériorité hygiénique de leur nouvelle installation : c'est là que nous les avons examinés à fond et que nous avons fait toute notre enquête au mois d'août de cette même année.

A. Le fils, âgé de seize ans, ne peigne les cheveux que depuis quelques mois seulement : il tousse et crache un peu, mais ne nous a paru atteint que de très légère trachéite, car nous n'avons rien trouvé ni dans sa poitrine à l'examen stéthoscopique, ni dans ses crachats sur lamelles et par cultures ; il est donc complètement indemne de tuberculose aspergillaire.

B. Le père, M. P..., âgé de trente-sept ans, est malade depuis treize ans. Apprenti dans ce métier dès l'âge de quinze ans, ce n'est que neuf ans plus tard, en 1882, qu'il fut atteint brusquement, sans raison, *sans symptômes de bronchite antérieure*, d'une hémoptysie violente qui ne céda qu'au bout de quelques jours. Les hémoptysies se répétèrent et pendant dix-huit mois ne cessèrent point : elles s'accompagnaient de toux et d'amaigrissement, et pendant quelques mois le malade dut s'aliter, en proie à une fièvre violente, à d'abondantes transpirations, et à une toux pénible suivie d'expectoration verdâtre muco-purulente, souvent striée de sang. M. P... vit, à cette époque, un très grand nombre de médecins, les uns dans les hôpitaux, les autres à Gentilly et à Paris; tous le déclarèrent atteint d'une tuberculose pulmonaire du côté gauche, parvenue à sa dernière période, et pronostiquèrent une issue fatale à brève échéance : il y a neuf ans de cela. Soigné par des injections sous-cutanées d'eucalyptol, le malade sortit peu à peu de cet état inquiétant, et se rétablit progressivement : il a considérablement engraissé et présente actuellement un véritable embonpoint ; l'appétit est excellent ainsi que le sommeil. Il accuse de temps à autre, et encore assez fréquemment, des hémoptysies, mais se plaint surtout d'une toux incessante, pénible, accompagnée d'une expectoration très abondante, suivie d'une oppression qui se manifeste au moindre effort : jamais il n'a présenté de pseudo-asthme ni le jour, ni la nuit. M. Féré qui le soignait depuis quelque temps à l'hospice de Bicêtre, où il venait le consulter, fut surpris de l'allure bizarre de sa tuberculose. A l'examen physique, on est frappé d'une légère rétraction du côté gauche au sommet, et à ce niveau on constate, à la percussion, une matité presque complète en avant et en arrière. A l'auscultation, on entend quelques râles sibilants du côté droit, et quelques râles de congestion à la base du même côté. Du côté gauche, les lésions sont plus marquées : on perçoit sous la clavicule de gros râles sous-crépitants qu'on retrouve en arrière dans la fosse sus-épineuse, accompagnés d'un peu de souffle et de quelques râles sibilants ; il ne nous semble pas douteux qu'il n'y ait là une cavité, mais une cavité en voie de cicatrisation, car nous n'avons pas trouvé de gargouillement net, même après la toux. Ces raisons, ainsi que l'exagération par places des vibrations thoraciques à ce sommet, nous font admettre la présence, en plus des lésions indiquées, d'un processus sclérosant indiscutable.

Dans les antécédents du malade nous ne trouvons rien d'important à relever : il est issu d'un père inconnu et d'une mère morte d'une septicémie succédant à la plaie gangreneuse produite par un trocart, alors qu'au cours d'une affection cardiaque, on lui faisait une septième ponction d'ascite. Il n'eut jamais aucune affection dans sa jeunesse, et fit son service militaire pendant cinq années dans les cuirassiers ; il n'a pas eu la syphilis. Il y a vingt-deux ans qu'il exerce la profession de peigneur de cheveux.

C. Mme P..., âgée de quarante ans, aide son mari dans son travail depuis son mariage, c'est-à-dire depuis vingt ans. Ce n'est que sept ans après, en 1881, qu'elle fut brusquement prise, elle aussi, *sans affection broncho-pulmonaire antérieure*, d'hémoptysies suivies d'accidents de congestion du côté du poumon gauche. Le tout céda assez rapidement, et pendant longtemps elle ne paraît avoir gardé de cette atteinte qu'un peu de toux et quelques crachats rendus par-ci par-là. Pourtant, les hémoptysies n'ont jamais complètement cessé, et, malgré une bonne santé apparente, malgré la conservation de l'appétit, elle a commencé à maigrir d'une façon assez sensible depuis quelques mois. L'examen du thorax révèle un peu de submatité en avant sous la clavicule du côté gauche, et de la vraie matité dans la fosse sus-épineuse de ce côté. A l'auscultation, on constate quelques craquements secs en arrière, et de l'expiration prolongée et soufflante en avant.

Ni dans ses antécédents héréditaires, ni dans ses antécédents personnels, on ne trouve trace de tuberculose. Elle s'est toujours très bien portée ; toujours bien réglée, elle a eu six enfants dont un seul est vivant : elle fit quatre fausses couches, et perdit un enfant de deux ans de convulsions.

Telle est l'histoire clinique de cette famille. Elle nous permet de conclure à l'existence, chez deux de ses membres, d'une tuberculose pulmonaire à allures spéciales, à évolution lente, en voie de rétrocession chez l'un d'eux, en voie de développement chez l'autre.

Nous avons vu de quelle façon l'expérimentation nous a permis de la comprendre.

Tous les examens et toutes les expériences que nous avons relatés semblent nous autoriser à conclure à l'existence de deux cas de tuberculose aspergillaire simple, l'aspergillus fumigatus étant seul et primitivement en cause et le bacille de Koch n'ayant joué aucun rôle, ni primitif, ni secondaire. L'absence de ce microbe dans les crachats reconnue sur lamelles et par inoculation, la présence de formes mycosiques retrouvées dans les cultures, la virulence de l'agent pathogène, sa présence dans les poussières et dans la farine, la reproduction expérimentale de l'affection sur les pigeons : tout permet de l'affirmer. La maladie ne s'est développée que sur deux personnes parce que, des trois membres de cette famille, deux seulement avaient été exposés longtemps à la contagion ; mais il paraît bien probable que, si l'atelier eût été plus fréquenté, les cas se seraient multipliés.

La mère est au début de l'affection, ou plutôt chez elle cette dernière a évolué avec lenteur et n'en est encore qu'au premier stade. Chez le père, la marche a été beaucoup plus rapide, et la phase d'ulcérations pulmonaires et de caverne s'est plus rapidement montrée : mais aujourd'hui, le processus actif paraît éteint et il n'est pas douteux qu'il ne soit en voie de guérison. Celle-ci s'obtient par sclérose, comme nous avons pu l'observer expérimentalement chez les animaux, et le constater à l'autopsie d'un de nos anciens gaveurs de pigeons qui avait succombé à l'intensité du processus scléreux. Chez lui, d'ailleurs, le champignon avait peu à peu disparu dans les cultures. On comprendra dès lors facilement pourquoi, dans les deux cas que nous rapportons, nous avons trouvé moins souvent l'aspergillus fumigatus dans les crachats du père que dans ceux de la mère. Ces malades restent, bien entendu, exposés aux chances d'infection secondaire, parmi lesquelles la plus redoutable est l'envahissement de l'appareil broncho-pulmonaire par le bacille de Koch ; nous pensons cependant, qu'en raison de l'hygiène plus sévère qui leur a été imposée et de leur séjour à la campagne, cette complication soit moins à craindre.

Les indications thérapeutiques ne sont point faciles à préciser, puisqu'il n'existe pas jusqu'à présent de traitement spécifique de l'affection ; toutes les recherches expérimentales faites dans ce but sur les animaux ont échoué. Nous avons pu prolonger la vie des lapins par l'injection quotidienne d'une solution d'iodure de potassium ; mais la guérison n'a pu être obtenue. Nous croyons cependant à l'action efficace de l'iodure, ayant pu, chez d autres malades, en constater les bons effets. D'ailleurs, chez M. P..., ce traitement ioduré, institué par M. Féré, avait eu déjà une heureuse action sur les symptômes dyspnéiques, et nous en avons continué l'emploi, en l'associant à l'arsenic. L'huile de foie de morue à hautes doses et les aliments gras, selon la méthode de notre maître, le professeur Dieulafoy, sont aussi d'un puissant secours.

L'application d'un masque mettant les voies aériennes à l'abri des poussières serait le seul traitement prophylactique : il a été employé, mais sans résultat, l'instrument n'ayant pu être supporté.

Depuis l'époque où cette observation a été rapportée, nous avons eu l'occasion de revoir plusieurs fois le père, M. P..., dans le courant de l'année 1896. Les lésions ne se sont point étendues, et, par l'examen attentif de la poitrine, nous avons pu percevoir très nettement des signes de sclérose pulmonaire qui gênaient beaucoup le malade, notamment des accès asthmatiformes nocturnes, parfois des crises d'œdème aigu du poumon avec expectoration mousseuse sanguinolente.

M. Feré a revu récemment le malade, au milieu du mois d'octobre 1896 (cet homme étant venu se fixer de nouveau à Gentilly avec sa famille) ; il n'a plus trouvé à l'auscultation que des signes d'induration pulmonaire, preuve, selon lui, d'existence de lésions de sclérose curative.

E. — Symptômes.

L'aspergillose primitive du poumon nous paraît se présenter, au point de vue clinique, sous des aspects différents.

Parfois le début se fait par une hémoptysie légère ou abondante pendant un effort du malade, quand il exerce son métier, en gavant un pigeon, en peignant les cheveux ; cette hémoptysie s'accompagne de plusieurs autres survenant à intervalle variable, quelques mois, un an, deux ans et plus. En même temps apparaît une certaine fatigue, une certaine déperdition de forces suivie de symptômes du côté de l'estomac, et marqués surtout par un peu de dyspepsie, des digestions pénibles, de l'anorexie. Le malade maigrit : il est pris d'une toux au début sèche, quinteuse, revenant par petits accès ; elle est accompagnée d'une expectoration qui, spumeuse, ne tarde pas à devenir verdâtre, purulente ; les crachats sont souvent striés de sang ; on note en somme, tous les signes fonctionnels d'une tuberculose au début, avec, en plus, une tendance marquée aux hémorrhagies pulmonaires.

Si l'on examine le malade, on trouve des signes de bronchite, des râles ronflants ou sibilants, puis, un peu plus tard, à la percussion, un peu de submatité à l'un des sommets, une légère augmentation des vibrations thoraciques quand on le fait parler et compter. A l'auscultation, on constate une respiration obscure, quelquefois légèrement soufflante, d'autres fois un peu d'expiration prolongée.

Il y a souvent, le soir, une légère élévation de température et le thermomètre peut monter à 38 degrés et 38 degrés 5, rarement plus ; on note parfois des transpirations, surtout pendant la nuit. Enfin, on peut trouver des manifestations pleurales, de la pleurésie sèche, souvent un épanchement d'un côté ou de l'autre de la poitrine, parfois des deux côtés.

A un degré plus avancé, la faiblesse devient plus grande, les hémorrhagies se répètent, un léger œdème des jambes apparaît d'abord le soir, puis s'installe d'une façon permanente; les signes physiques se modifient et on peut constater, à l'examen de la poitrine, des traces de ramollissement pulmonaire.

Dans d'autres cas, les hémoptysies sont très rares; le début se fait par de la bronchite, des vomissements le matin, de la perte des forces et de l'appétit; la dyspnée, qui était à peine marquée précédemment, prédomine ici d'une façon manifeste, elle survient surtout la nuit, le malade étant pris alors d'un véritable accès d'asthme. En proie à une toux incessante, il est pris de suffocation, s'accroche aux objets voisins pour mettre en jeu ses inspirateurs accessoires; chaque saccade de toux est accompagnée d'une expectoration aérée, spumeuse, rendue en grande abondance. Trois ou quatre accès peuvent se montrer dans la nuit; le jour, la situation se modifie, la dyspnée, moins violente, est cependant continue, le malade ne peut marcher vite, courir, monter un escalier, sans être immédiatement essoufflé et obligé de s'arrêter; les crachats deviennent verdâtres, purulents, parfois nummulaires; les signes physiques, pendant l'accès, indiquent un véritable bruit de tempête avec râles ronflants, sibilants et sous-crépitants; au repos, les signes de bronchite prédominent, mais on peut noter souvent, au sommet d'un ou des deux poumons, des symptômes d'induration pulmonaire.

L'appétit, affaibli au début, revient souvent dans la suite, et le malade est dans un état de dépérissement moins bien marqué que dans la forme précédente ; à la longue, cependant, on peut observer quelques transpirations nocturnes et un peu d'élévation de la température, ce qui n'est point la règle.

Dans un cas comme dans l'autre, il est rare d'observer quelques signes du côté des autres organes et du côté des urines. Il peut exister diverses manifestations de la tuberculose, si celle-ci vient compliquer l'aspergillose, une fistule anale, par exemple, ou de la tuberculose cutanée, se montrant, non pas sous forme de lupus, mais sous forme de la tuberculose verruqueuse de Riehl et Paltauf.

La *marche* de la maladie n'est point fatalement progressive : il peut survenir des améliorations d'une durée variable, alternant avec une cachexie passagère qui peut disparaître pour un temps : il n'y a point, comme dans la tuberculose ordinaire, une extension graduelle et progressive des lésions. Après une période de cachexie transitoire, les malades prennent de l'embonpoint, et ils ressemblent même parfois si peu à des tuberculeux, qu'on ne les croirait pas malades, si on ne les auscultait pas. La régression est d'ailleurs presque toujours la règle, l'aspergillus disparaît peu à peu dans l'expectoration, et la guérison définitive peut s'obtenir par sclérose, comme on le constate chez les animaux.

La complication la plus redoutable est l'envahissement de l'appareil broncho-pulmonaire par le bacille de Koch, qui prend peu à peu la place du champignon et évolue comme dans la tuberculose pulmonaire chronique commune ; cependant l'action si sclérosante de l'aspergillus permet la lutte contre le nouveau parasite, et dans un cas, nous avons pu observer un processus scléreux tel, que le malade y a succombé par dilatation du cœur droit et asystolie.

La *durée* est longue : trois ans, six ans, huit ans et plus dans les cas relatés jusqu'ici.

F. — Diagnostic.

Il importe de faire un diagnostic précoce, et il faut avouer qu'il est impossible par les seules ressources de la clinique. On songera à l'affection quand, chez un malade porteur de lésions tuberculeuses reconnues telles à l'examen physique, la marche des accidents sera lente, leur évolution torpide, avec persistance d'un bon état général. La probabilité deviendra beaucoup plus grande si le malade est, par sa profession, exposé à manier souvent les graines ou les farines (gaveurs de pigeons, peigneurs de cheveux, meuniers, grainetiers, etc.), et si l'on constate dans les crachats l'absence du bacille de Koch ; elle deviendra une réalité si l'on trouve du mycélium dans cette expectoration. C'est donc sur l'examen bactériologique que sera basé le diagnostic tout entier.

Pour la recherche des bacilles, on se servira du procédé courant de Ziehl-Kühne (coloration des crachats pendant vingt minutes à chaud par la fuchsine de Ziehl, décoloration pendant quatre à cinq secondes par le chlorhydrate d'aniline en solution à 2 p. 100, lavage à l'alcool absolu, coloration du fond au bleu de Kühne), ou mieux du procédé lent, surtout, si l'on ne trouve pas de bacilles par le procédé rapide (mêmes opérations que plus haut, mais séjour des lamelles dans la liqueur de Ziehl de douze à vingt-quatre heures à froid). Dans les cas où ces examens seraient négatifs, il faut s'assurer de l'absence de bacilles par l'inoculation des crachats au cobaye : si, quarante ou cinquante jours après l'injection, les animaux ne présentent aucune trace de lésion tuberculeuse vérifiée bactériologiquement au point d'inoculation, la question est jugée : il ne s'agit point de tuberculose de Koch.

La recherche des fragments de mycélium dans les crachats sera faite à l'aide d'une solution aqueuse de safranine, ou mieux par coloration à la thionine (1).

Si celle-ci est négative, il faudra recourir aux cultures : si elle est positive, il faudra s'y adresser aussi pour s'assurer qu'il s'agit bien d'un mycélium

(1) Comme nous l'avons dit plus haut, la thionine nous a donné d'excellents résultats pour la coloration du mycélium aspergillaire dans les coupes et dans toutes les préparations. Nous rappelons la formule de Nicolle : thionine, 50 centigrammes ; acide phénique, 1 gramme ; alcool absolu, 10 cent. cubes ; eau distillée, 90 cent. cubes.

aspergillaire. Les crachats frais et recueillis aseptiquement seront ensemencés sur tubes de liquide de Raulin stérilisé, que l'on portera à l'étuve à 37 degrés : si le crachat contient des spores ou du mycélium, on verra dès le second jour s'élever, *de la parcelle ensemencée*, des filaments isolés qui se réuniront en

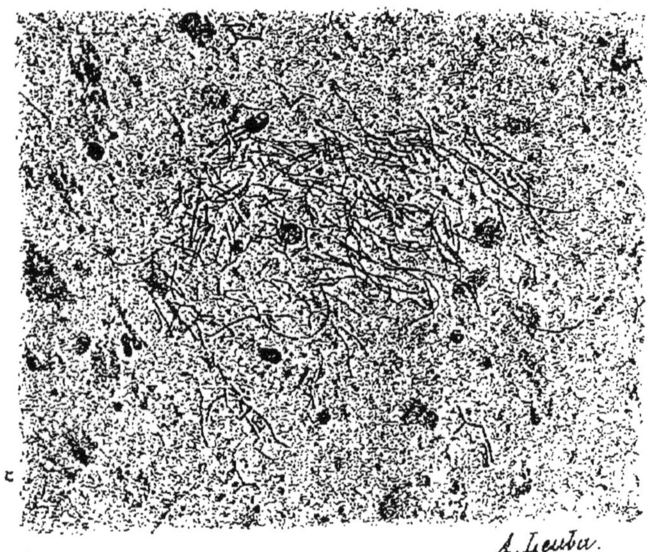

Fig. 9. — Mycélium aspergillaire dans les crachats d'un peigneur de cheveux (Leitz, obj. 4, oc. 3).

une touffe de mycélium ; celui ci montera progressivement vers la surface du liquide et mettra un temps variable, de trois à dix jours, pour gagner cette surface. Quelques heures plus tard, il se forme un tapis velouté blanchâtre, absolument caractéristique qui, vingt heures après, se couvre de spores verdâtres prenant une couleur noir de fumée au bout de quelques jours (1).

(1) Un procédé de diagnostic rapide et facile indiqué par MM. Gaucher et Sergent, est le suivant : déposer sur une lamelle

Il faut encore aller plus loin, et vérifier l'action pathogène du champignon ainsi trouvé, ce qui affirmera d'une façon absolue la notion d'aspergillus fumigatus, les deux espèces développées dans ces conditions, l'aspergillus niger et l'aspergillus glaucus, n'étant point pathogènes.

On diluera une certaine quantité de spores ainsi formées dans un liquide stérilisé (bouillon, eau salée), pour en faire une émulsion légèrement trouble qu'on injectera dans la veine axillaire d'un pigeon, ou dans la veine de l'oreille d'un lapin, ce qui est beaucoup plus facile. L'animal succombera en quatre à huit jours à une tuberculose généralisée de tous les viscères, mais surtout des reins : un fragment de cet organe, ensemencé dans un tube de liquide de Raulin, reproduira en trois à six jours une culture d'aspergillus fumigatus. Le cycle sera complet, et on ne pourra, *en aucune façon*, mettre en doute l'existence du champignon dans les crachats.

Si nous avons longuement insisté sur cette partie expérimentale du diagnostic, c'est que c'est la seule manière d'arriver à une connaissance précise de l'affection, comme le témoignent toutes les observations où cette technique a été suivie.

une trace de crachats, recouvrir d'une goutte de liquide de Raulin, renverser le tout sur un lamelle neuve en assurant l'adhésion par un peu de vaseline étendue le long des bords de la lamelle, et conserver le tout à l'étuve à 37 degrés. On peut, par ce procédé, s'il y a des spores dans les crachats ainsi ensemencés en goutte pendante, avoir un diagnostic plus ferme qu'avec l'examen des lamelles colorées.

Il ne semble guère qu'il y ait place pour d'autre diagnostic : la tuberculose aspergillaire peut ressembler à la tuberculose ordinaire chronique, la bronchite chronique et l'asthme.

Il paraît évident qu'à un examen superficiel, le diagnostic avec la tuberculose vulgaire puisse être difficile : hémoptysies au début, pleurésie antérieure, amaigrissement, mêmes signes physiques. Cependant, l'étude de chacun de ces signes indiquera qu'il s'agit là d'une tuberculose bien étrange, commençant par des hémoptysies abondantes, alors qu'elles sont légères à cette période de la tuberculose vulgaire, présentant à la fois des signes de bronchite et d'induration pulmonaire, ne s'accompagnant pas de température élevée, ayant une allure plutôt bénigne, une marche extraordinairement lente, une tendance marquée à la guérison par évolution d'un processus actif de sclérose pulmonaire, des périodes de rémission complète qui ne sont guère observées chez les vrais tuberculeux. Une cause d'erreur, qu'on peut avoir l'occasion de rencontrer chez les tuberculeux, est celle indiquée par Coppen Jones : cet auteur a souvent constaté, à Davos, dans les crachats des phtisiques, la présence de champignons développés autour des fibres élastiques (1) ; en 1895, il a cru pouvoir affirmer qu'il ne s'agissait que de formes de dégénérescence du bacille tuberculeux (2), formes

(1) Coppen Jones, *Centralblatt für Bakt. und Parasitenkund*, 1895, t. XVII.

(2) Coppen Jones, *loc. cit.*

quelquefois actinomycosiques de ce bacille, et qu'il faut distinguer de l'aspergillus dans les crachats.

La bronchite chronique et l'asthme, auxquels pourrait faire penser la seconde forme de la maladie, ne s'accompagnent ni d'induration pulmonaire, ni d'autres manifestations de la tuberculose, et, quand on les trouve réunies chez le même malade, on peut déjà supposer que l'on a affaire à quelque cas rare; la profession du malade ainsi que l'examen des crachats serviront à faire le diagnostic.

L'actinomycose du sommet du poumon s'accompagne souvent d'une expectoration chocolat, mélange de sang et de pus, dans laquelle on retrouve les grains d'actinomyces avec leur aspect caractéristique (1). Dans les cas exceptionnels de mycose pulmonaire due au streptothrix d'Eppinger (2), la forme du mycélium des crachats est différente, et les cultures jugent la question : sur la gélose glycosée à 2 p. 100 les colonies se montrent comme des verrues blanchâtres, prenant ensuite une couleur d'ocre de plus en plus accentuée ; la surface se ride, se plisse en s'agrandissant. Le parasite ne liquéfie pas la gélatine : il appartient au genre oospora (Sauvageau et Radais) (3).

(1) Dor, Actinomycose reconnue par examen des crachats (*Lyon méd.*, septembre 1894). — Heusser, Ein Fall von primärer Actinomycose der Lungen (*Berliner klin. Wochenschr.*, 1895, n° 47).

(2) Picot, Rivière et Sabrazès, *loc. cit.*

(3) Sauvageau et Radais, Sur le genre Oospora (*Ann. de l'Inst. Pasteur*, 1892, p. 250).

G. — Pronostic.

Le pronostic de l'aspergillose primitive du poumon est, d'après tout ce que l'on a pu voir, beaucoup moins grave que celui de la tuberculose vulgaire, puisque des malades ont pu guérir, et qu'on ne trouvait plus dans leur expectoration, d'ailleurs insignifiante, aucune trace de champignon ; mais le processus curateur est loin d'être sans danger. Cette remarque est encore plus exacte, quand la bacillose vient compliquer l'aspergillose, puisque nous avons pu constater, dans un de ces cas, une terminaison fatale, due à l'intensité du processus scléreux de guérison. Il est bien certain aussi que la bacillose peut amener la mort des malades, par suite de l'extension progressive des lésions qu'elle produit dans le poumon ; mais son évolution est extraordinairement lente, et permet d'intervenir utilement à temps.

H. — Anatomie pathologique.

Si l'on jette les yeux sur les observations anatomiques d'aspergillose primitive du poumon, on peut, au point de vue de la description, les diviser en trois grandes classes. Dans l'une, l'évolution du parasite se fait sans que rien n'entrave son développement, les lésions inflammatoires sont considérables. Dans l'autre, le parasite, dans son évolution plus lente, a provoqué autour de lui une résistance toute spéciale du tissu qui limite son processus envahissant : le champignon prend alors souvent la forme actinomycosique que nous lui avons vu revêtir dans certains cas bien déterminés de l'aspergillose expérimentale. Dans la troisième forme, la bacillose est venue compliquer l'aspergillose, et les lésions ne sont pas moins intéressantes. Nous allons examiner successivement tous ces points.

1° *Forme inflammatoire.* — Dans la description de cette forme, nous n'avons qu'à rappeler le cas si typique de Weichselbaum (1). Il s'agit d'une femme de quatre-vingt-un ans, marastique, morte de pneumonie. A la partie antérieure du lobe supérieur du poumon gauche, près de la plèvre, il existait cinq foyers de forme ronde, séparés les uns des autres, et de deux à quatre centimètres de diamètre ; ils faisaient fortement saillie sur la coupe du poumon : leur structure était analogue à celle « du rayon de miel avec des alvéoles ». Dans un de ces foyers, de deux à trois millimètres de largeur, on trouvait une petite bronche ainsi qu'une masse gris vert ou gris noirâtre. Un autre foyer de un à deux millimètres d'épaisseur avait le même aspect. Autour des foyers, il existait de l'emphysème sénile.

Au microscope, tous les éléments du poumon étaient le siège de profondes altérations. L'aspect « en rayons de miel » tenait à la distension des alvéoles ; toutes leurs parois étaient infiltrées de mycélium d'as-

(1) Weichselbaum, *loc. cit.*, p. 1289.

pergillus en voie d'évolution. Ce n'est qu'à la périphérie du foyer qu'on retrouvait des vestiges du tissu pulmonaire. Non seulement, le mycélium avait envahi la paroi des alvéoles, mais il s'était développé dans leur intérieur sous forme de rosettes, s'étendant plus ou moins loin dans la cavité alvéolaire où il arrivait à fructification: L'auteur s'est demandé s'il avait affaire à l'aspergillus niger, mais, d'après sa description, il est très probable qu'il s'agit d'aspergillus fumigatus. Il fait remarquer avec raison qu'il n'existait aucune lésion des bronches et du poumon dans un cas de Virchow et de Cohnheim, et il pense que son observation est probablement de l'aspergillomycose primitive, « car, dans ce cas, on ne peut sûrement affirmer qu'une infiltration hémorrhagique ait devancé le développement du champignon ». Il recherche ensuite si, dans les faits publiés avant lui, et sur lesquels nous insisterons plus tard, la gangrène observée est primitive ou secondaire, et il conclut en disant « qu'il est bien surprenant que, dans presque tous les cas, le foyer ait été indemne de la puanteur habituelle des gangrènes du poumon ».

Dans cette forme, on peut aussi faire rentrer l'observation rapportée récemment par Arkle et Hinds (1).

(1) Arkle et Hinds, *loc. cit.* — Nous n'avons point relaté dans les documents cliniques cette observation qui est un type de lésion mycosique primitive du poumon, parce que le caractère de l'aspergillus trouvé n'était pas suffisamment décrit. Disons cependant que l'affection s'était développée chez un jeune paysan de vingt-deux ans, qui, sans cause apparente, avait été pris de crises dyspnéiques excessives revenant par accès. Il avait été toujours bien portant jusque-

A l'autopsie, les deux poumons emphysémateux recouvraient le cœur : le poumon droit adhérait à la plèvre, siège des mêmes lésions du côté gauche. Les deux poumons étaient, à la coupe, d'une consistance plus dure qu'à l'état normal. Au microscope, on trouvait de l'emphysème généralisé, de l'épaississement des alvéoles et des petites bronches. Des petites cavités microscopiques infiltraient tout le poumon : ces cavités étaient remplies d'un mycélium très abondant en voie de développement, mais sans fructifications, composé d'un réseau délicat d'hyphes, avec de nombreux renflements. Des cultures n'ont pu être faites, mais les auteurs pensent qu'il s'agit d'un aspergillus, le parasite ayant creusé lui-même les cavités dans lesquelles on le trouvait.

De l'emphysème, une série de cavités extrêmement petites, d'aspect variable, une distension et un épaississement des alvéoles, une infiltration des parois alvéolaires, une végétation dans l'alvéole lui-même d'un mycélium d'aspergillus fumigatus très dense en voie de sporulation, tels sont les caractères macroscopiques et microcospiques de cette forme d'aspergillose pulmonaire.

2° *Forme abortive.* — Cette forme est basée sur l'observation de Rubert Boyce et celle de Kohn. Nous citerons la première entièrement, mais nous ne donnerons que le résumé de la seconde, parce qu'elle est

là, et n'avait jamais été exposé à la moindre cause d'emphysème. Il succomba quatre mois après le début de l'affection qui paraît avoir été produite par le contact des graines qu'il maniait souvent.

presque identique à la précédente. On verra combien dans l'une, comme dans l'autre, les réactions du tissu étaient intenses, ce qui explique la présence des formes actinomycosiques de l'aspergillus fumigatus dans les deux cas.

« La cause de la mort, dit Rubert Boyce (1), était une maladie du cœur ; il n'y avait point de désordre pulmonaire saillant, et la seule raison pour laquelle on avait gardé le sommet du poumon dans l'alcool, c'est qu'il présentait quelques petites dilatations bronchiques irrégulières dans lesquelles on voyait disséminés de petits corps blancs du volume d'une tête d'épingle, *qu'on avait pris à tort pour des tubercules calcifiés*. J'eus l'occasion d'examiner ce poumon, et des coupes me révélèrent exactement la nature mycosique de l'affection.

« Le tissu du poumon est bien conservé par l'alcool; il existe de petits orifices que l'on peut suivre jusqu'aux bronches dilatées. Celles-ci sont revêtues, et parfois obstruées, d'une matière brun noirâtre remplacée dans certains endroits par des *points blancs* qui se détachent des parois. Ces *points blanc jaunâtre* se retrouvent dans la zone du tissu pulmonaire rouge qui entoure les cavités. Des préparations de la matière brun noirâtre montrent de nombreux conidifères ; les spores sont détachées de la basidie qui leur donne naissance par segmentation : chaque basidie ne produit qu'une rangée de spores, les

(1) RUBERT BOYCE, *loc. cit.*

rameaux infertiles sont beaucoup plus délicats que les conidifères, et sont cloisonnés et ramifiés. Les rameaux fertiles sont plus épais, cloisonnés et brunâtres. Sur des préparations, les petits points blancs durs, qui se détachent des parois des cavités, apparaissent composés d'hyphes un peu plus épais que ceux décrits précédemment. Il n'y a aucune calcification.

« L'examen microscopique des coupes du poumon montre que les parois des cavités, irrégulières, sont formées de tissu pulmonaire entrelacé d'hyphes ; ceux-ci par leur base donnent naissance à des conidifères pigmentés, et par leur sommet émettent des hyphes qui se ramifient au loin dans les parois des alvéoles. Parfois, le processus d'enchevêtrement était si considérable qu'il existait comme un pseudo-parenchyme. Les deux zones ainsi formées peuvent être détachées l'une de l'autre.

« Quant à la structure des *pseudo-tubercules* dans le tissu hépatisé, ils ont le plus souvent sur la coupe un aspect très caractéristique. Ils sont formés de zones alternantes d'hyphes plus denses et moins denses. Leur contenu général est réniforme ; les fibres pénètrent en rameaux peu nombreux dans le hile, et alors s'y ramifient, s'intriquant entre elles pour ressembler à un éventail épais. *Il y a une ressemblance frappante entre cet aspect et celui de l'actinomycose donné par Böstrom.*

« Les *petits nodules* ont une apparence bien différente : j'en ai vu un prendre naissance sur la paroi d'un alvéole provenant probablement d'une spore et se présentant sous l'aspect d'une grosse mûre. Cette apparence a été rapprochée par Paltauf, Lichtheim et les autres auteurs de celle de l'actinomycose. Les hyphes, qui composent ces petits nodules, sont très irréguliers et ils sont plus épais que ceux trouvés dans les grands feutrages mycéliques. Un examen attentif de chaque espèce d'hyphe montre que les parois en sont généralement épaissies, et que ces hyphes sont enrobés dans une substance amorphe.

« La réaction du tissu environnant est très marquée. La zone de pneumonie rouge qui s'étend à une distance considérable des foyers malades est formée d'alvéoles remplis de dépôts corpusculaires fibrineux et granuleux. Près du centre morbide, le tissu pulmonaire contient des débris nécrotiques dans lesquels on peut reconnaître des granulations de chromatine et des leucocytes fragmentés. En même temps, les macrophages deviennent de plus en plus abondants quand on se rapproche des foyers aspergillaires ; ils sont surtout nombreux entre les hyphes qu'ils entourent complètement. La dimension des macrophages est variable : parfois, ils ne sont guère plus grands que des leucocytes ; d'autres fois, au contraire, ils forment de grandes masses protoplasmiques qui englobent « comme un fagot » d'hyphes. Ils se colorent mal, et c'est à peine si les substances qui colorent bien les noyaux les rendent visibles. Leur substance celluleuse prend une couleur jaune caractéristique et un contour amiboïde, les pseudopodes peuvent être longs ou courts, et ils ont souvent un aspect « gazonné » qui contraste avec l'apparence claire du reste de la cellule. Leur apparence et leur nombre m'ont fait supposer que c'étaient des amibes parasites. Quant à leur origine, je ne puis en dire grand'chose : par les matières colorantes, il m'a été impossible de me convaincre de leur origine leucocytique. Dans toutes les coupes, il existe un petit vaisseau thrombosé et l'examen fait voir que la paroi du vaisseau est infiltrée par les hyphes, et que beaucoup d'entre eux pénètrent dans le thrombus ; il est probable que ces hyphes étaient la cause du caillot ; une thrombose semblable a été observée par d'autres auteurs.

« En résumé, l'aspergillus fumigatus peut former de petites masses distinctes, blanchâtres, sphériques, prenant naissance sur les parois des cavités. Il peut prendre une disposition en éventail, composé de couches alternantes, ou une forme radiée, les hyphes se disposant comme les rayons d'une roue. La dimension des hyphes est variable. Il peut exister un pseudoparenchyme, et les hyphes peuvent être englobés dans une substance amorphe. Ces fructifications peuvent subir une involution alternante. »

Dans le cas de Kohn, il existait au sommet du poumon gauche un foyer inflammatoire et purulent, de la grosseur d'une pomme, d'aspect spongieux ; le tissu était pâle, emphysémateux, œdémateux et comme raréfié. Le microscope permettait de constater, au centre du foyer des éléments pulmonaires et à la périphérie, l'envahissement des alvéoles par les leucocytes, d'autant moins nombreux qu'on s'éloignait du centre. Le tout était envahi par les filaments du mycélium aspergillaire, ayant pris par places la *forme radiée semblable à l'actinomycose*. Les vaisseaux étaient atteints d'endartérite et thrombosés, et on pouvait retrouver le mycélium çà et là dans la lumière des vaisseaux malades.

Dans ces deux cas, les lésions paraissent sous la dépendance de la lutte intense contre le parasite : tandis que dans le premier cas, c'est par une réaction multiple du tissu dans chaque point que s'opère la lutte, sous la forme de phénomènes phagocytaires identiques à la tuberculose pour la plupart ; dans la seconde, c'est par une inflammation du poumon tendant à séparer le foyer morbide du reste du parenchyme, qu'on la constate.

D'un côté comme de l'autre, c'est un processus curateur qu'on observe dans l'affection, et qui aurait pu se terminer par la guérison définitive. Dans cette forme, l'aspect actinomycosique de l'aspergillus présente donc la même signification que celle observée par nous dans l'aspergillose expérimentale : « indice de la défense extrême de l'organisme et de la vitalité moins grande du champignon ». Aussi, sommes-nous de l'avis de Max Podack, quand il fait rentrer dans cette classe le cas de Rother, cas guéri par l'expulsion en masse du foyer aspergillaire.

Nous pensons aussi que c'est d'une évolution semblable qu'il s'est agi, chez ce gaveur de pigeons de MM. Dieulafoy, Chantemesse et Widal, dont nous avons constaté la guérison, et chez ce peigneur de cheveux dont nous suivons les rémissions depuis quelques mois.

Que cette forme soit dans beaucoup de cas anatomiquement semblable à la tuberculose, c'est ce dont on ne peut douter, d'après la description de Rubert Boyce.

3° *Forme compliquée de bacillose.* — Pour décrire cette forme, nous possédons deux autopsies, l'une de Wheaton, l'autre de Rénon et Sergent. La première est décrite par Wheaton (1) sous la dénomination de tuberculose compliquée d'aspergillose simulant l'actinomycose : nous verrons plus loin les raisons qui nous poussent à placer cette observation dans le groupe des aspergilloses primitives.

Il s'agissait, selon Wheaton, d'un enfant de deux ans et demi atteint de congestion de tout le poumon droit. Huit jours après l'entrée du petit malade à l'hôpital, on notait des frottements à la base de ce poumon, et trois jours après, une plaque blanchâtre sur le côté droit de la base de la langue, le tout accompagné d'élévation de la température. La plaque blanchâtre couvrit graduellement toute la langue, le voile du palais, ainsi que la région maxillaire infé-

(1) Wheaton, Tuberculosis with aspergillus niger simulating actinomycosis (*Pathol. Society of London*, 20 mai 1890). — L'auteur parle d'aspergillus niger, mais il paraît bien probable qu'il s'agit d'aspergillus fumigatus. Nous savons d'une part que l'aspergillus niger n'est pas pathogène, et d'autre part on s'explique très bien que le terme de niger ait été employé dans ce cas : les cultures n'ont été faites que sur les milieux légèrement alcalins employés dans les laboratoires et non sur les milieux acides. Sur ces milieux la couleur des spores de l'aspergillus fumigatus est toujours noirâtre.

rieure, siège d'une ulcération à bords grisâtres. L'enfant mourut seize jours après que l'auteur l'eut examiné.

A l'autopsie, on pouvait constater dans les trois quarts inférieurs du poumon droit des foyers indurés d'une couleur jaune brillant, parsemés de points verdâtres et criblés de petites cavités : autour de ces foyers, il existait de nombreuses petites taches de couleur orangée et facilement énucléables. La partie postérieure de la base du poumon était creusée d'une cavité et sillonnée d'anfractuosités de couleur noirâtre : cette cavité communiquait directement avec les bronches droites. Dans les grosses bronches, on notait plusieurs petites plaques présentant la plus grande analogie avec celles de la langue.

Le poumon gauche contenait des foyers de broncho-pneumonie, épars çà et là, et quelques granulations de couleur orangée. Le microscope permit de reconnaître de nombreux corps « en rosette », *ressemblant à l'actinomycose* et colorables par la méthode de Gram, et des fragments de mycélium d'aspergillus qu'on trouvait aussi dans les plaques blanchâtres des bronches, où il était parvenu à fructification.

Par un examen attentif, on put découvrir quelques tubercules dans les poumons et dans les ganglions mésentériques.

Nous pensons, contrairement à l'opinion de l'auteur, que ces foyers d'aspergillose étaient primitifs, d'abord à cause de la rareté des tubercules comparée aux lésions multiples aspergillaires, ensuite à cause de la disposition des foyers dans les bronches et dans la cavité buccale : ces foyers nous paraissent produits par l'expectoration des spores venues du poumon, l'évolution si rapide du champignon dans la cavité buccale n'étant que sous la dépendance de l'acidité de la sécrétion salivaire, si fréquente chez l'enfant. A l'autopsie, on ne constatait que des formes actinomycosiques de l'aspergillus déjà anciennes selon toute vraisemblance.

L'ascension thermique terminale ne paraît pas attribuable au développement du champignon, puisque ce dernier ne donne pas d'élévation de température chez les animaux. Si l'on veut bien aussi considérer que, dans l'aspergillose secondaire à la tuberculose, les lésions sont disposées d'une façon différente, on peut admettre que le bacille, déjà latent dans les ganglions mésentériques, a pu, en raison des altérations aspergillaires, se propager au tissu pulmonaire, y créant les quelques tubercules qu'on y trouvait. D'ailleurs, si l'on rejette cette manière de voir, et si le fait est considéré, selon l'opinion de l'auteur, comme un cas d'aspergillose secondaire à la tuberculose vulgaire du poumon, un point intéressant n'en restera pas moins acquis : la résistance particulière du tissu pulmonaire dans cette infection aspergillaire et tuberculeuse combinée, résistance prouvée par la présence des formes actinomycosiques.

Dans le cas que nous avons observé avec Sergent (1),

(1) Rénon et Sergent, Lésions pulmonaires chez un gaveur de pigeons (*Soc. de biol.*, 27 avril 1895).

les lésions sont toutes différentes : on ne trouve plus de parasite, mais des altérations scléreuses considérables dont nous allons rapporter l'histoire.

Les poumons sont fixés à la paroi thoracique par de nombreuses adhérences, beaucoup plus marquées du côté gauche. De ce côté, la plèvre est très épaissie et forme au sommet une véritable coque de 1 à 2 centimètres d'épaisseur. Le tissu pulmonaire est sillonné à sa surface de bandes fibreuses qui s'entre-croisent dans tous les sens. Le lobe supérieur du poumon droit donne à la main la sensation de petits noyaux indurés de la grosseur d'une noisette. Le sommet gauche, également induré, est adhérent à la paroi costale. A la coupe, on trouve des deux côtés, sur toute la hauteur des poumons, *une multitude de petites granulations d'apparence tuberculeuse*, plus nombreuses au sommet et noyées dans un tissu anthracosique noirâtre : à gauche, il existe deux petites cavernes, complètement vides. Le reste du parenchyme pulmonaire est très congestionné : les bronchioles paraissent tapissées d'une substance filamenteuse, noirâtre, qui s'en échappe à la pression, accompagnée de muco-pus.

L'examen histologique, pratiqué sur des fragments fixés par le sublimé acétique, nous a montré, après coloration par le picro-carmin de Orth et par la thionine, des lésions caractéristiques de pneumonie chronique. Le tissu fibreux, infiltré de parcelles noirâtres, envahit tout, s'étendant des bronches à la plèvre, et étouffant le tissu propre du poumon. Les parois bronchiques sont épaissies, entourées d'un manchon de sclérose déjà ancienne. Les *petites granulations d'apparence tuberculeuse* n'offrent aucun des caractères des lésions tuberculeuses; elles ne re-

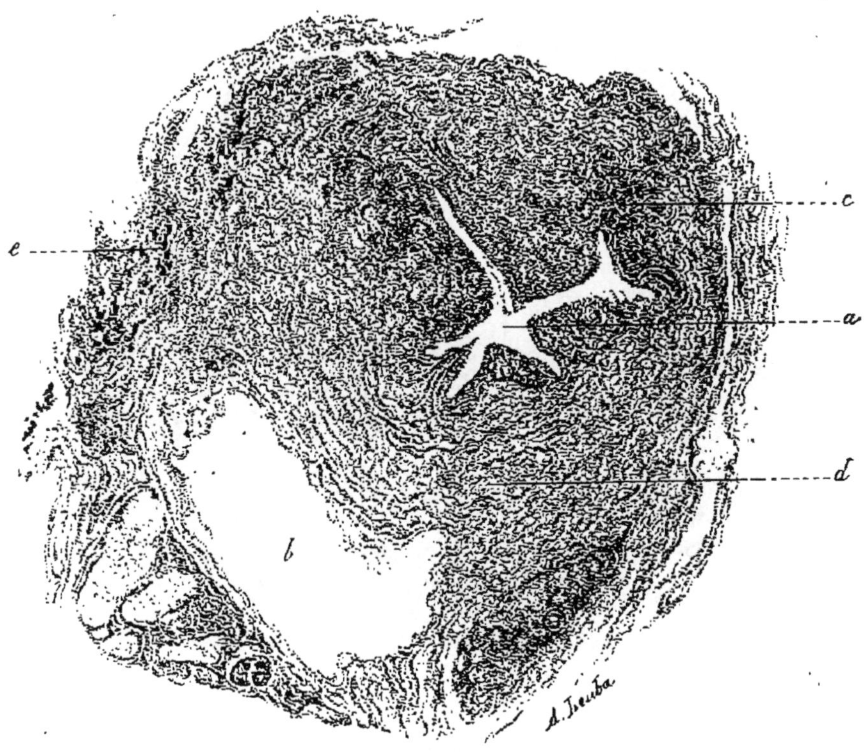

Fig. 10. — Sclérose broncho-pulmonaire chez un gaveur de pigeons. — *a*, bronche. — *b*, artère. — *c*, sclérose embryonnaire autour de la bronche. — *d*, sclérose pulmonaire. — *e*, pigmentation anthracosique (Leitz, obj. 4, oc. 1).

présentent qu'une partie du tissu pulmonaire condensée, comprimée, étouffée par la sclérose. Ces faux tubercules sont composés de cellules, la plupart cubiques, rappelant l'aspect de l'épithélinm du poumon fœtal et laissant encore, par places, trace des capillaires alvéolaires : ils ne contiennent ni cellules géantes, ni productions lymphoïdes. Dans quelques points du parenchyme, il reste encore des parties caséifiées, avec des cellules géantes extrêmement rares.

La recherche des parasites faite pour l'aspergillus

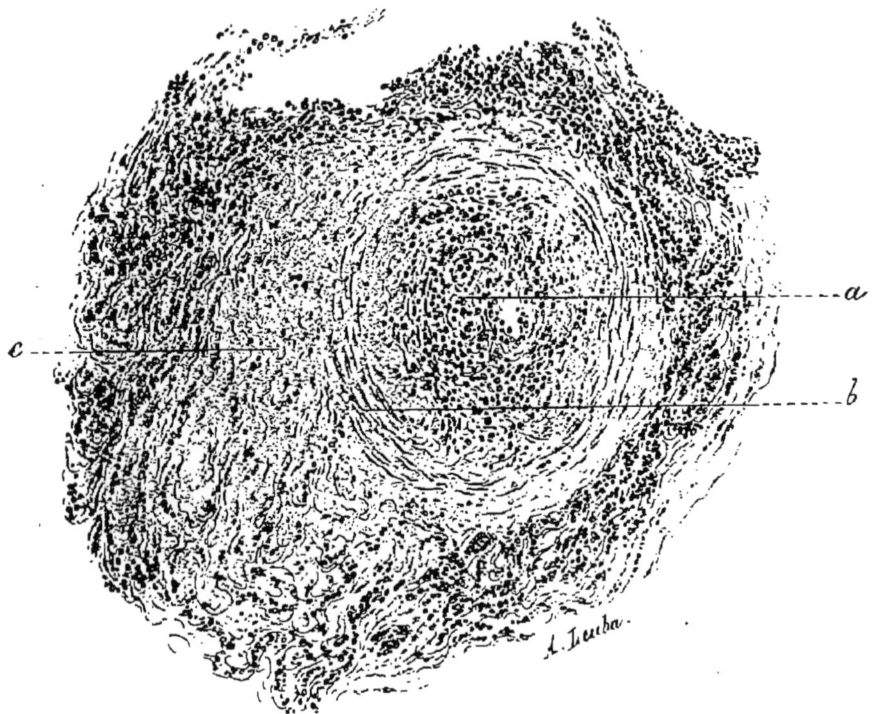

Fig. 11. — Une des granulations d'*apparence tuberculeuse* dans le poumon d'un gaveur de pigeons. — *a*, cellules alvéolaires ayant pris l'aspect des cellules du poumon fœtal. — *b*, anneau de sclérose enserrant ce foyer alvéolaire. — *c*, tissu scléreux du poumon (Leitz, obj. 7, oc. 1).

par la méthode de Gram et la thionine, et pour les bacilles par la méthode de Kühne (Ziehl, aniline chlorhydrique, alcool absolu, bleu de méthylène), a été négative : on ne trouve nulle part ni filaments mycéliens, ni formes actinomycosiques du champignon, ni bacilles de Koch.

Dans ces lésions de pneumonie chronique et de sclérose pulmonaire à point de départ bronchique, chez un malade dont les crachats contenaient, il y a trois ans, de l'aspergillus fumigatus et des bacilles retrouvés sur lamelles, par cultures et par inoculations, l'absence de parasites ne peut s'expliquer que par un processus intense de régression ayant déterminé, sous l'influence de poussées congestives, une insuffisance telle de l'hématose que le malade y a succombé. Depuis un an, son expectoration ne présentait plus trace de champignon.

Nous pensons que dans ce cas de contagion bien déterminé, l'aspergillus a envahi primitivement l'appareil bronchique, ouvrant la porte à la tuberculose de Koch, et disparaissant après avoir joué son rôle, en donnant à cette tuberculose une lenteur d'allures spéciale et une tendance marquée à l'évolution scléreuse, avec disparition des bacilles, comme on l'observe dans certaines tuberculoses pulmonaires simples.

I. — Traitement.

Le traitement de l'aspergillose primitive du poumon ne nous paraît guère plus facile que celui de la tuberculose de Koch, avec lequel il offre la plus grande ressemblance. Il n'existe point jusqu'à présent d'agent parasiticide de l'aspergillus que l'on puisse donner en traitement sans attaquer en même temps l'organisme humain : la résistance des spores est la même aux divers agents dans les organes qu'en dehors de ceux-ci, et, puisqu'en somme, c'est l'organisme qui se défend d'une façon remarquable contre l'envahissement du champignon, c'est lui qu'il faut mettre en état de résister et c'est lui qu'il faut aider dans cette défense.

Pour cette raison, l'emploi de l'iodure de potassium et de l'arsenic nous paraît tout à fait indiqué, puisque ces deux substances permettent une survie souvent fort longue des animaux en expérience.

La médication de l'affection nous paraît donc devoir être à la fois symptomatique et générale. Les hémorrhagies du début, dans la variété hémorrhagique, seront utilement combattues par la révulsion sous toutes ses formes, ventouses, pointes de feu, cautère ; la bronchite de cette période se trouvera souvent calmée par l'emploi de la créosote et de la terpine. Dans le cas de pseudo-asthmes, l'iodure associé à l'emploi de la teinture de lobélie a donné des améliorations remarquables.

Mais, c'est surtout à l'état général qu'il faut s'adresser ; il faut stimuler l'appétit, recourir à la suralimentation avec de la poudre de viande, de la viande crue, des aliments gras, et, parmi ceux-ci, l'huile de foie de morue qu'il ne faudra pas craindre de donner à la dose de 100 à 150 grammes par jour ; sous cette influence on verra le poids augmenter, l'appétit se réveiller, l'aspect général devenir meilleur.

Enfin, il faut au malade un air pur, qui ne favorise pas le développement des infections secondaires : il lui faudra quitter la ville, s'il y demeure, aller à la campagne, passer l'hiver soit sur les bords de la Méditerranée, soit à Davos et au Canigou dans les climats d'altitude : cette cure d'air nous paraît du plus haut intérêt pour le malade.

Nous pensons qu'avec un traitement semblable appliqué dès le début, l'aspergillose doive guérir, même quand elle est compliquée de tuberculose vulgaire, puisque cette dernière cède souvent à ce traitement.

CHAPITRE III

ASPERGILLOSE PULMONAIRE SECONDAIRE.

L'aspergillose pulmonaire secondaire est loin de présenter l'intérêt de la forme primitive. Seules, les lésions nous arrêteront un peu dans son étude ; elles sont bien connues et comprennent des types anatomiques nettement déterminés. Pour la description des autres chapitres, nous manquons de documents précis, cette forme de la maladie n'ayant pour ainsi dire pas d'histoire clinique, presque tous les cas n'ayant été reconnus qu'à l'autopsie.

A. — Étiologie.

Le développement du champignon est précédé de l'évolution d'une maladie antérieure, primitive ou secondaire, de l'appareil respiratoire. C'était une bronchite chronique dans les cas de Virchow (1) et de Ernst (2), une bronchite chronique avec ectasies dans le cas de Max Podack (3).

(1) Virchow, *loc. cit.*
(2) Ernst, *loc. cit.*
(3) Max Podack, *loc. cit.*

Parmi les affections pulmonaires, Virchow, dans un de ses cas, constate une broncho-pneumonie ; Lichtheim (1) et Friedreich (2), un infarctus pulmonaire suite de lésions cardiaques ; Dusch et Pagenstecher (3) et Fürbringer (4), de la tuberculose ; Hasse (5), un cancer du poumon secondaire à un cancer stomacal. On a pu constater aussi l'influence prédisposante d'autres maladies, la dysenterie et le cancer du pylore dans deux cas de Virchow, la septicémie dans le cas de Cohnheim (6), le diabète dans l'observation d'Ernst et dans celle de Fürbringer.

B. — Pathogénie.

Les faits que nous venons d'énumérer nous font bien comprendre de quelle importance est la préparation du terrain pour le développement de l'aspergillose secondaire. Cachexie et marasme, quelle qu'en soit la cause, voilà ses conditions d'évolution, et pour peu qu'un élément nouveau vienne s'y joindre, comme le milieu sucré créé par le diabète, l'affection marche rapidement : les voies de pénétration et les modes de fixation des spores du champignon sont d'un appoint pathogénique important, puisque sur les surfaces ulcérées, en complète déchéance organi-

(1) Lichtheim, *loc. cit.*
(2) Friedreich, *loc. cit.*
(3) Dusch et Pagenstecher, *loc. cit.*
(4) Fuerbringer, *loc. cit.*
(5) Hasse, in Kuechenmeister, *loc. cit.*
(6) Cohnheim, *loc. cit.*

que, sans lutte possible, la germination se fait avec la plus grande facilité. Si l'on recherche d'où proviennent ces spores, on voit la question professionnelle n'y jouer aucun rôle, car dans toutes les observations publiées les malades ne maniaient pas les graines et les farines, et n'étaient pas en contact avec elles. Les spores venaient très probablement de l'air; c'étaient celles que nous avions trouvées, si rarement, dans le mucus nasal et la salive de personnes n'ayant aucune affection aspergillaire.

Les spores, dont nous connaissons la grande résistance, se développent dès que le terrain leur est préparé, et on comprend combien peu il en faut dans ce cas pour amener la contamination. Tandis que dans l'aspergillose primitive, l'intégrité de l'appareil broncho-pulmonaire exige pour l'évolution de l'affection des quantités considérables de spores, le fait de manier les graines et par conséquent de très nombreuses spores devenant une cause prédisposante capitale, dans l'aspergillose secondaire, au contraire, les moindres spores, celles que nous portons quelquefois en nous normalement, peuvent se développer dans l'organisme impuissant à réagir contre l'invasion mycosique.

C. — **Symptômes.**

Les symptômes de l'aspergillose secondaire sont des plus indécis, et en dehors de l'examen bactériologique des crachats, il est impossible de songer à l'affection, masquée tout entière par l'évolution de la maladie qui a permis son développement. Dans un cas la marche est identique à celle d'une tuberculose pulmonaire, dans l'autre, à celle d'une dilatation des bronches avec bronchite chronique : elle peut prendre l'aspect clinique d'un cancer du poumon, d'un infarctus, suite d'une maladie du cœur, en un mot de toutes les affections qu'elle vient compliquer.

On note, dans toutes les observations, des crachats plus ou moins sanguinolents, ce qui n'a rien de spécial, et un fait plus intéressant, l'absence d'odeur de l'expectoration. Quand on constate les lésions stéthoscopiques d'une caverne, et qu'on trouve des crachats sans odeur, on peut songer à l'affection ; mais il y a bien d'autres maladies où ces deux symptômes existent associés. La présence du mycélium dans les crachats est le seul signe qui ait une réelle valeur : c'est lui qui, dans le cas de Fürbringer, a permis de porter un diagnostic exact, vérifié à l'autopsie.

La *marche* est en général très rapide : il n'y a pas de rémission comme dans la forme primitive, et c'est souvent une complication tout à fait terminale de la maladie causale.

D. — **Pronostic.**

L'aspergillose pulmonaire primitive est une affection des plus graves, non pas par elle-même, mais par la valeur pronostique qu'elle comporte, en raison des conditions de son développement sur un terrain complètement débilité : elle indique la mort à brève échéance.

E. — Diagnostic.

Le diagnostic se fait par la même méthode et en suivant la même technique que celles indiquées pour l'aspergillose primitive.

Le diagnostic entre celle-ci et l'aspergillose secondaire ne pourra être établi que par un examen clinique minutieux, des examens histologiques et bactériologiques répétés, et l'expérimentation sur les animaux. On pourra, de cette façon, voir si l'affection évolue seule ou non, et préciser la nature de la maladie qui l'a compliquée ou précédée.

F. — Anatomie pathologique.

Les lésions de l'aspergillose secondaire se présentent sous trois formes très distinctes, l'aspergillus fumigatus pouvant envahir secondairement les bronches, former dans le parenchyme pulmonaire déjà malade des tubercules, et se développer dans des cavernes préexistantes : aussi aurons-nous à décrire la forme bronchique, la forme tuberculeuse, et la forme caverneuse.

1° *Forme bronchique.* — Cette forme repose sur trois observations, une de Virchow, une de Ernst, une de Max Podack.

Nous n'insisterons que sur l'observation de Max Podack qui est le type de cette forme. Dans ce cas, le diagnostic anatomique, après l'autopsie, était le suivant : pleurésie et pneumonie chroniques, dilatation bronchique cylindrique et sacciforme ; hypertrophie et dilatation du cœur. A l'autopsie, les plèvres, qui contenaient environ 600 grammes d'un liquide louche, étaient recouvertes d'adhérences nombreuses et très vasculaires. Du côté gauche, la plèvre pariétale était rouge et infiltrée par places de pigment anthracosique au niveau des espaces intercostaux : le sommet du poumon contenait un foyer pneumonique de la grosseur d'une noix ; son lobe inférieur était rougeâtre, mou et emphysémateux sur les bords, et les bronches présentaient des dilatations cylindriques ; les ganglions bronchiques étaient tuméfiés, ramollis et anthracosiques.

Du côté droit, la plèvre, adhérente au niveau du lobe supérieur et du lobe moyen du poumon, était épaissie (8 millimètres d'épaisseur), dure et calleuse. Les lobes supérieur et moyen du poumon, diminués de volume, ligneux et privés d'air, se trouvaient creusés de six ou sept cavités de forme ronde, de la grosseur d'un pois à celle d'une petite noisette, suspendues à l'arbre bronchique par des ramifications bronchiques, courtes et cylindriques. Les cavités sont séparées de la plèvre par une couche de tissu pulmonaire induré de un à deux millimètres d'épaisseur : leurs parois sont dures, lisses, blanchâtres et parfois de couleur verdâtre. La grande cavité, cloisonnée par une série de brides et d'anfractuosités, contenait des petites masses de couleur jaune sale et brunâtre ; toutes les cavités renfermaient un liquide purulent, sanguinolent dans deux d'entre elles. Les bronches étaient dilatées, en ectasies cylindriques, bien visibles dans le lobe inférieur du poumon droit emphysémateux et œdématié.

A l'examen microscopique, les parois des cavités que nous venons de décrire, tapissées d'un épithélium à cellules cylindriques et cubiques, sont formées d'un tissu fibrillaire, contenant du pigment anthracosique, des fibres musculaires lisses, des vaisseaux sanguins, et des amas de leucocytes. Dans les points exulcérés, ces parois ont une structure un peu différente ; on y remarque plusieurs couches : d'abord une couche moléculo-nécrotique parsemée de rares leucocytes polynucléaires et de débris de noyaux, puis une couche fibrineuse, une couche granuleuse, riche en leucocytes polynucléaires et en vaisseaux sanguins, enfin une couche cicatricielle ; toutes ces couches étaient infiltrées de pigment anthracosique.

Le contenu des cavités comprend un épais réseau de mycélium que les cultures font reconnaître pour de l'aspergillus fumigatus, puis des microcoques, de nombreux leucocytes polynucléaires, des cellules épithéliales à cils vibratiles ; des globules de graisse, des aiguilles d'acides gras, du pigment anthracosique et quelques faisceaux élastiques. Le mycélium présentait des dispositions variables, il était tortueux et comme variqueux dans certains endroits, et ne l'était pas dans d'autres ; parfois même il revêtait un aspect vésiculeux que Max Podack attribue à la dégénérescence des filaments.

Pour cet auteur, la bronchite chronique et la pleurésie ont provoqué une dilatation cylindrique des bronches, dilatation qui devint sacciforme à la suite de la pneumonie chronique. La plus grande cavité s'exulcéra, et ces ulcérations permirent le développement de l'aspergillose. Max Podack admet sans conteste l'existence des ulcérations avant celle du champignon, les premières ayant préparé les voies au second : la mycose ne serait que secondaire et saprophytique, car il n'existait pas de mycélium dans le parenchyme pulmonaire proprement dit.

2° *Forme tuberculeuse.* — Cette forme repose sur l'observation de Cohnheim : un cas de pneumomycose chez un malade mort de septicémie.

A l'autopsie, le poumon gauche était intact et le poumon droit n'était ulcéré qu'en un point, au niveau de la scissure interlobulaire du lobe supérieur. A la partie postérieure de cette scissure, sous une place gris jaunâtre, dure, on trouvait un *tubercule*, gros comme une noisette, nettement délimité. Il était dur, blanc jaunâtre et parsemé de taches et de lignes s'étendant dans le parenchyme pulmonaire. Au microscope, il se montrait composé de mycélium ramifié, feutré, qui poussait dans les alvéoles, et dont on ne put déterminer la nature. Le mycélium ne se propageait ni dans les bronches voisines, ni dans les vaisseaux sanguins.

3° *Forme caverneuse.* — Les cavernes, dans lesquelles se développe secondairement l'aspergillus fumigatus, peuvent être multiples, et d'origine diverse. Lichtheim et Friedreich ont rencontré le mycélium dans des cavernes résultant d'un infarctus embolique, Virchow dans des foyers de broncho-pneumonie, Hasse dans une caverne provenant d'un cancer du poumon, enfin Dusch et Pagenstecher et Fürbringer dans des cavernes tuberculeuses. Quelle que soit l'origine de la caverne, l'aspect présenté par l'aspergillus fumigatus, qui y évolue, est le même, et une description d'ensemble devient possible, après l'étude de tous ces cas.

La caverne peut être plus ou moins volumineuse, ses dimensions variant de la grosseur d'une noix jusqu'à celle du poing. Elle siège soit au sommet du poumon, soit dans le lobe inférieur, aussi bien dans le poumon droit que dans le gauche. On la trouve située dans l'épaisseur du parenchyme ou sous la plèvre ; elle communique le plus généralement avec les bronches. On peut, dans un même poumon, rencontrer d'autres foyers cavitaires qui ne contiennent pas de mycélium, preuve que l'affection est secondaire. A la coupe, la caverne se montre remplie en partie, tantôt d'un liquide grisâtre, un peu filant, tantôt d'un liquide épais, brun noirâtre, parfois « semblable à du purin », tenant en suspension des lambeaux nécrotiques, quelquefois d'une masse friable assez sèche. Les parois sont soit infiltrées de granulations jaunâtres laissant échapper par la pression un liquide brun rouge sale, soit au contraire de tissu pulmonaire nécrosé et ramolli, irrégulièrement déchiqueté et d'aspect purulent : la paroi en général est sèche, où se développe le champignon. Ce dernier n'évolue qu'au-dessus de la couche liquide, et se présente tantôt sous la forme d'îlots ou de touffes nettement délimités, tantôt sous la forme d'un enduit indéterminé de couleur gris verdâtre, ou foncé et noirâtre. L'examen microscopique fait reconnaître le mycélium avec un feutrage plus ou moins serré, les hyphes cloisonnés, quelquefois renflés, donnant naissance à des rameaux fructifères recouverts de spores tantôt noirâtres et tantôt verdâtres : l'examen botanique et les cultures montrent qu'il s'agit bien d'aspergillus fumigatus.

Dans le parenchyme, il existe souvent d'autres lésions de même nature que les cavernes, mais parvenues à un degré variable de développement : tubercules miliaires, foyers d'infarctus, de broncho-pneumonie, etc. ; ils peuvent n'être pas tous envahis par le champignon.

Mais ce qui constitue le fait caractéristique de l'infection aspergillaire des cavernes, et ce que tous les auteurs ont observé, c'est l'absence d'odeur de putréfaction du liquide cavitaire, alors que dans des cavernes de même origine, celles du cancer du poumon par exemple, cette odeur est très marquée. Il semble qu'il y ait là quelque chose de particulier à l'aspergillus et qui n'est pas seulement spécial à l'homme, puisque nous avons vu que, dans les œufs infectés par ce champignon pendant l'incubation, Lucet n'avait pas retrouvé l'odeur si caractéristique des œufs pourris observée toujours en pareil cas. Cette absence d'odeur se communique à l'expectoration.

Une autre remarque des plus intéressantes, c'est que dans tous les cas d'aspergillose secondaire, aucun auteur n'a noté la présence des formes actinomycosiques de l'aspergillus fumigatus; il semble vraiment que cet aspect spécial du parasite ne se rencontre que dans les tissus qui réagissent bien, et où la lutte est possible entre les éléments du parenchyme et le champignon. On conçoit fort bien qu'elle fasse défaut dans des organes en partie dégénérés et détruits.

G. — Traitement.

Nous aurons peu de chose à dire du traitement de l'aspergillose secondaire de l'appareil respiratoire. Les indications thérapeutiques sont surtout celles de la maladie causale et celles qui permettent de relever l'état général, si mauvais en pareil cas : on pourra, par l'emploi de l'iodure de potassium et de l'arsenic, essayer de s'opposer à l'envahissement du champignon, mais les résultats sont loin d'être aussi encourageants que dans la forme primitive de l'affection.

CHAPITRE IV

ASPERGILLOSE NON PULMONAIRE DE L'HOMME.

En dehors des bronchomycoses et des pneumomycoses aspergillaires, l'histoire de l'aspergillose humaine n'offre qu'un intérêt très restreint. Les mycoses viscérales sont extrêmement rares ; nous n'aurons à noter que quelques observations d'aspergillose rénale. Les mycoses des organes des sens et du tégument cutané ne sont souvent que des lésions secondaires, parfois très fréquentes, comme l'*otomycose :* elles relèvent de maladies spéciales et leur description minutieuse est faite dans les traités spéciaux à ces affections. Nous insisterons peu sur ces désordres mycosiques, nous en dirons cependant quelques mots pour bien indiquer, dans cette étude faite surtout au point de vue général, toutes les manifestations de l'aspergillose.

Nous aurons à décrire successivement l'aspergillose du rein, celle de la peau, de la cornée, du nez et du pharynx, et celle de l'oreille.

A. — Aspergillose rénale.

Cette forme d'aspergillose humaine repose sur trois observations, deux de Ross (1), en 1891, et une de Ernst (2), en 1894.

L'affection paraît secondaire dans ces trois cas ; dans une observation de Ross, elle était consécutive à des lésions calculeuses du rein : dans celle de Ernst une bronchite aspergillaire avait certainement été le point de départ de la manifestation rénale, dont l'évolution fut d'autant plus rapide que le malade était diabétique.

Cliniquement, dans un cas de Ross, l'affection prit la forme d'une colique néphrétique qui dura trois jours : l'urine trouble et hématurique contenait, à l'examen microscopique, des cellules rénales et des globules rouges. Des cultures faites avec l'urine recueillie, après le passage du premier jet, donnèrent des colonies d'aspergillus fumigatus. Dans le second cas, à la suite d'une douleur dans la région rénale droite, accompagnée d'accès de coliques ressemblant à de la colique néphrétique, on avait diagnostiqué un calcul du rein : la miction était difficile, et le malade était parfois obligé d'attendre une minute pour pou-

(1) Ross, Vorläufige Mittheilung über einige Fälle von Mycosis in Menschen (*Centralbl. für Bakt. und Parasitenkunde*, 1891, t. IX, p. 504).

(2) Ernst, Ueber eine Nierenmykose und das gleichzeitige verschiedener Pilzformen bei Diabetes (*Virchow's Archiv*, 1894, t. CXXXVII, p. 486).

voir continuer d'uriner. En cultivant l'urine qui contenait des grumeaux, l'auteur obtint des colonies pures d'aspergillus fumigatus. Il pense que, dans ses deux cas, des spores de ce champignon existaient dans l'urine fraîche (1) et il admet qu'il s'agit d'une mycose aspergillaire du rein bouchant l'uretère. Il compare ses cas à celui observé par le vétérinaire Desmond qui travaillait dans son laboratoire : dans un rein de bœuf contenant de nombreux abcès, ce dernier trouva des masses blanches, que l'examen lui permit de reconnaître pour du mycélium d'aspergillus fumigatus.

Le cas de Ernst fut rapporté chez une diabétique de quarante-sept ans qui présentait de l'atonie de la vessie, et de la rétention d'urine; on la sondait trois fois par jour, son état s'aggrava et elle succomba rapidement avec une température de 40 degrés. A l'autopsie, outre des lésions aspergillaires des bronches, il existait un abcès du rein droit, ou plutôt une infiltration de ce rein par une masse brun grisâtre pâle, composée de filaments aspergillaires et de bactéries diverses : il

(1) Max Podack (*loc. cit.*) a vivement critiqué les cas de Ross, et nous avons fait remarquer à ce propos (*Soc. de biol.*, 18 avril 1896) que, « dans les mycoses aspergillaires d'organes profondément situés, on ne trouve jamais de spores, mais seulement du mycélium, et que la fructification n'est possible que dans les viscères et les cavités naturelles ou artificielles communiquant avec l'air extérieur ». Nous serons peut-être moins exclusif depuis que nous connaissons les travaux de Lucet sur les septicémies hémorrhagiques aspergillaires; la dissémination des spores dans les organes peut provenir d'un foyer primitif existant dans un parenchyme communiquant avec l'air extérieur, foyer qui a pu passer inaperçu.

s'agissait d'aspergillus fumigatus, dont le pouvoir pathogène fut vérifié chez les animaux.

Telles sont les notions que nous possédons à l'heure actuelle sur l'aspergillose du rein de l'homme : elles sont encore bien incomplètes et demandent de nouvelles recherches pour être précisées.

B. — Aspergillose cutanée.

Les cas de mycose aspergillaire de la peau sont loin d'être fréquents, puisque nous n'avons pu en recueillir que quatre observations, une de Boström (1) où les lésions sont dues certainement à l'aspergillus fumigatus, une de Olsen (2) concernant une infection cutanée produite par l'aspergillus niger, une de Köbner (3) où le parasite ne fut pas nettement déterminé, et une de Délépine (4) où l'auteur pense qu'il s'agit d'aspergillus niger, mais les résultats expérimentaux qu'il obtint sur l'animal par inoculation dans la cornée et dans le péritoine, semblent nous autoriser à admettre que cet aspergillus niger n'était que de l'aspergillus fumigatus,

(1) Boström, Demonstration mikroskopischer Prepärate von Schimmelpilzen (*Berliner klin. Wochenschr.*, 1886, n° 20, p. 332).

(2) Olsen, Eine durch einem im Lister'schen Verbande gewucherten Pilz verursachte Hautkrankeit (*Norsk. Magazin for Laegevidenskaben*, 1886, n° 4). — L'auteur parle d'aspergillus niger, mais sa compétence si grande dans les diverses espèces d'aspergillus ne permet pas de mettre en doute son assertion.

(3) Köbner, Demonstration eines Pilzpräparates von Madurafuss (Mycetoma pedis) aus Italien (*Archiv für Dermat. und Syphil.*, 1891, p. 843).

(4) Délépine, A case of mechanomycosis of the skin, with remarks (*Pathol. Soc. of London*, 5 mai 1891).

l'aspergillus niger, comme nous l'avons déjà dit plusieurs fois, n'étant pas pathogène.

La maladie peut être secondaire et se développer sur des clapiers purulents venant d'une suppuration profonde. Dans le cas de Boström il s'agissait d'un typhlite chronique avec fistules cutanées : à l'autopsie, dans les clapiers et les décollements d'une des poches de la peau, il existait de petits amas secs, formés d'une moisissure, que les cultures firent reconnaître pour de l'aspergillus fumigatus.

Dans les autres cas, l'affection est peut-être secondaire aussi, mais il est certain qu'elle peut être primitive.

Chez un malade, qui avait subi la résection de la hanche, Olsen a trouvé, sur la peau et dans le pansement fait avec de l'ouate de tourbe et de la gaze iodoformée, une poussière d'un brun noirâtre, formée par des spores d'aspergillus niger : au niveau du genou, la peau présentait une plaque rouge de la grandeur de la main, où la moisissure paraissait avoir pénétré l'épiderme. Après un savonnage et un lavage au sublimé, on fit un nouveau pansement avec la gaze iodoformée trempée dans le sublimé et de l'ouate de tourbe. Une semaine après, les douleurs étant encore fort vives, on change le pansement, et on le trouve couvert, ainsi que la peau, de la même moisissure. La peau était très rouge, gonflée, suintante, avec des pustules de la grandeur d'une lentille, recouvrant des ulcérations creusées en entonnoir et saignant au moindre contact. Un savonnage, suivi d'un lavage à l'eau phéniquée à 5 p. 100, fit disparaître le parasite et les troubles cutanés. Pendant les semaines suivantes, on vit reparaître çà et là, tantôt dans un point du pansement, tantôt dans un autre, le champignon, accompagné de douleurs, d'érythème et de pustules : un lavage à l'eau phéniquée forte faisait disparaître tous ces troubles. Dans le pus des pustules on trouvait des filaments mycéliens, et des spores dans les globules de pus. Olsen pense qu'il s'agit d'aspergillus niger, et que le parasite vient de l'ouate de tourbe.

Chez un homme atteint de fracture de cuisse immobilisée avec des bandelettes de sparadrap, Délépine, en enlevant l'appareil, constata sur la peau deux taches formées d'une poussière noirâtre : le centre de chaque tache était ulcéré. Le microscope fit reconnaître que les taches étaient constituées par des amas de spores. Cultivées sur *glycérine* et sur *gélose* (1), elles donnèrent des colonies noires d'aspergillus niger, pathogène pour les animaux.

Dans le cas du professeur Bassini, rapporté par Köbner, il s'agit d'un paysan de 45 ans qui se fit une blessure au bord interne du pied avec une fourche à fumier. Des fistules perforantes s'établirent dans le talon, et l'affection prit l'allure clinique du pied de Madura. De nombreux corpuscules noirs s'écoulaient

(1) La couleur noirâtre des spores obtenue par les cultures sur milieux glycérinés et gélosés, ainsi que l'action pathogène sur l'animal, confirment ce que nous avons dit plus haut. Il s'agit certainement d'aspergillus fumigatus prenant une couleur noirâtre sur les milieux glycérinés et la gélose. De tous les aspergillus noirs, c'est le seul pathogène.

des fistules, et on pensa à l'actinomycose, mais des recherches plus minutieuses permirent à l'auteur de songer que le parasite n'était autre qu'une mucorinée ou un aspergillus : il ne sait dire si l'affection est primitive ou secondaire. Ce cas ne peut donc rien nous apprendre de précis sur la question, non plus que celui observé par Trumpp (1) dans des ganglions axillaires cancéreux, à la suite d'un cancer du sein.

C. — Kératomycose aspergillaire.

On compte à l'heure actuelle six observations de kératomycoses, dont trois sont produites par l'aspergillus fumigatus, et trois dans lesquelles le parasite ne fut pas nettement déterminé.

Le premier fait, relaté par Leber (2), en 1879, concerne un homme de 54 ans qui, en battant de l'avoine, reçut une balle d'avoine dans l'œil. Il éprouva des douleurs très vives dès le second jour, et entra à l'hôpital le cinquième jour, avec un hypopyon, du chémosis, et une ulcération de la cornée qui s'étendait du centre jusqu'au limbe, avec des bords saillants et un fond trouble blanc grisâtre. L'ulcération grandit encore les jours suivants, son fond était tapissé d'une fausse membrane grisâtre. Examinée au microscope, celle-ci paraissait formée de deux couches : l'une contenait les

(1) TRUMPP, Ueber saprophyte Schimmelpilze in Brutkrebs. Dissertation inaugurale. Münich, 1889.

(2) LEBER, Keratomycosis aspergillina als Ursache von Hypopyon-keratitis (*Graefe's Archiv für Ophtalmol.*, 1879, t. XXV, Abth. 2).

éléments du tissu cornéen nécrosés et infiltrés de pus, parcourus par de minces filements mycéliens enchevêtrés ; l'autre, comprenant des filaments plus gros, très ramifiés. La fausse membrane enlevée se reproduisit à plusieurs reprises ; mais au bout de trois semaines, elle cessa de se reformer, et l'ulcération put se cicatriser, laissant un leucome total. Les cultures et les inoculations aux animaux (kératite produite par inoculation chez le lapin) firent voir qu'il s'agissait d'un aspergillus pathogène, de couleur verdâtre, qui très certainement était l'aspergillus fumigatus.

Un second cas rapporté par Uhthoff (1) fut observé par Schöler chez un homme de 23 ans qui, en secouant un poirier, reçut une poire sur l'œil : ce dernier resta douloureux, rouge et larmoyant ; quinze jours après, le malade présentait de la conjonctivite, de l'hypopyon et une ulcération de la cornée à fond jaune et surélevé. Au bout de six semaines, une fausse membrane jaune de cinq millimètres de diamètre et de un millimètre et demi d'épaisseur se détacha du fond de l'ulcère : cette membrane, à l'examen microscopique, se montrait composée d'une couche superficielle formée de filaments mycéliens serrés les uns contre les autres, puis d'une autre couche formée d'un réseau irrégulier de filaments, enfin d'une troisième composée de tissu caséeux, nécrosé, parcouru par un petit nombre de filaments. Des cultures n'ont pas été faites.

(1) Uhthoff, Ueber partielle Necrose der Menschen Hornhaut nach Einwanderung von Schimmelpilzen (*Berliner klin. Wochenschr.*, 1889, p. 39).

Le troisième cas, étudié par Fuchs (1) en 1894, est des plus intéressants. Un meunier de 53 ans fut pris d'inflammation de l'œil droit avec fièvre. La cornée, entourée d'une vive injection ciliaire, présentait en son milieu une surface opaque de sept millimètres de diamètre, séparée du tissu transparent de la cornée par un bord nettement tranché. Toute la partie opaque est recouverte d'une masse blanc jaunâtre : dans la chambre antérieure, on trouve de l'hypopyon et derrière celui-ci des synéchies. Un fragment de cette membrane opaque, examiné par le professeur Max Gruber, fit voir, grâce aux recherches microscopiques, aux cultures et aux inoculations aux lapins, qu'il s'agissait d'aspergillus fumigatus. La partie enlevée se reproduisit les jours suivants, et Fuchs se décida à réséquer complètement le tissu malade. Il n'existe plus qu'une cornée très anémiée, mais transparente; le docteur Heinzl examina le fragment altéré qui avait un tiers de millimètre d'épaisseur. Les coupes permirent de décrire les couches suivantes : d'abord, une couche rugueuse et dépouillée de son épithélium, d'où partaient de nombreux rameaux de mycélium pénétrant dans la profondeur, puis, une couche de tissu cornéen nécrosé et mort, n'ayant plus pris la coloration, et infiltrée de quelques leucocytes. Au niveau de l'anneau cornéen, on put trouver quelques détails intéressants. Une couche supérieure

(1) Fuchs, Keratomycosis aspergillina (*Soc. imp. roy. des méd. de Vienne*, 26 janvier 1894, et *Wiener klin. Wochenschr.*, 1894, n° 17, p. 305).

recouverte de détritus et de globules de pus; puis, à la limite du tissu sain, des cellules épithéliales de la cornée, desquamées par places et infiltrées de quelques leucocytes; une couche formée des lames cornéennes nécrosées et traversées par de nombreux rameaux mycéliens; enfin, au-dessous, quelques lamelles saines qui se confondent progressivement avec le tissu cornéen normal.

Dans la discussion qui suivit la communication de Fuchs à la Société império-royale des médecins de Vienne, Mauthner rapporta un cas de kératite suppurée chez une jeune fille dont l'œil frôla l'extrémité d'une feuille de plante : l'auteur pense qu'il pouvait s'agir là d'une kératite aspergillaire.

En 1896, Uhthoff et Axenfeld (1), dans leur étude générale sur la kératite suppurée de l'homme, rapportent un cas de kératomycose chez une jeune fille de 8 ans qui reçut dans l'œil des débris de terre et qui présenta, dès le lendemain, des troubles oculaires : trois jours après, on constata une infiltration blanc jaunâtre simulant un abcès de la cornée et ne s'accompagnant pas d'ulcération nette de la surface cornéenne. Il existait de l'hypopyon et un léger degré d'iritis. Une ponction avec l'aiguille à paracentèse donna issue à une masse blanc jaunâtre formant un amas compact : ce dernier, à l'examen microscopique, paraissait composé d'un enchevêtrement de filaments mycéliens

(1) Uhthoff et Axenfeld, Contribution à l'anatomie pathologique et à la bactériologie de la kératite suppurée de l'homme (*Von Graefe's Archiv*, t. XLII, fas. I).

ramifiés. Quelques jours après l'ablation de la partie malade, la guérison était complète. Les cultures et l'inoculation au lapin permirent de bien déterminer l'espèce du parasite, qui était certainement un aspergillus fumigatus.

Cette même année, Schirmer (1) put observer sur la cornée d'un jeune garçon de 14 ans une ulcération du volume d'un pois, siégeant un peu au dessous du centre, et dont le fond et les bords avaient une coloration jaunâtre et un aspect sec. On pratiqua l'énucléation, et l'examen microscopique fit voir, au niveau de l'ulcération, un amas de filaments mycéliens rappelant ceux de l'aspergillus et occupant l'épaisseur de la cornée. La culture du parasite n'a pas été faite, et on ne put savoir exactement de quelle mycose il s'agissait.

Ces observations de kératomycose aspergillaire sont très intéressantes pour nous à un double point de vue. Dans presque tous les cas, l'origine de l'infection provenait de graines (2), de fruits, de la terre, de branches d'arbres, habitats ordinaires des spores du champignon, et la maladie était primitive. C'est d'ailleurs l'opinion de Fuchs : « Il est certain, dit-il, que le parasite ne s'est pas développé dans le tissu cornéen nécrosé, mais qu'au contraire par sa germination et par son évolution il a été la cause de la kératite. »

(1) Schirmer, Kératomycose (*Von Graefe's Archiv*, t. XLII, fascicule I).

(2) Il est possible que dans les kératites, dites des moissonneurs, fréquentes chez les gens qui coupent les céréales à l'époque de la moisson, l'aspergillus fumigatus joue un certain rôle : c'est une hypothèse qu'il serait intéressant de vérifier.

D. — Aspergillose naso-pharyngée.

Les cas d'aspergillose des fosses nasales, de la bouche et du pharynx sont rares.

En 1885, Schubert (1), chez une vieille femme de 75 ans qui ne pouvait plus respirer par le nez depuis trois semaines, et qui restait constamment la bouche ouverte, put extraire des fosses nasales une masse composée d'un aspergillus qui parut être de l'aspergillus glaucus ou de l'aspergillus fumigatus : le champignon semble n'avoir été qu'un saprophyte. En 1889, le même auteur rapporte un cas de mycose du nez produite par un botrytis (2) (Isaria Bassiana). En 1895, Dunn (3) put observer des lésions nasales produites par l'aspergillus glaucus qu'il cultiva, mais n'inocula pas aux animaux : l'auteur affirme, d'après la description de Masse, que son champignon était bien l'aspergillus glaucus (conidies globuleuses, hyalines, de 8 à 10 μ de diamètre) : la chose paraît bien probable, mais les inoculations auraient permis de trancher complètement la question.

Siebenmann (4) décrit, en 1889, un cas d'aspergil-

(1) P. Schubert, Zur Casuistik der Aspergillusmykosen (*Deutsch. Archiv. für klin. Med.*, 1885, t. XXXVI, p. 162).

(2) P. Schubert, Fadenpilze in der Nase (*Berliner klin. Wochenschr.*, 1889, p. 856).

(3) J. Dunn, Growth of the aspergillus glaucus in human nose (*Archiv. of Otologie*, vol. XXIV, 1895, p. 154).

(4) F. Siebenmann, Ein zweiter Fall von Schimmelmykose des Rachendaches (*Monatsch. f. Ohrenh.*, 1889, nº 4).

lose de la voûte palatine, produite par l'aspergillus fumigatus. En 1891, Zarniko (1) observe un cas d'aspergillose de l'antre d'Highmore due au même champignon, chez une femme de 50 ans : cette malade était atteinte d'une sécrétion nasale abondante, avec douleur de tête frontale et sensation d'embarras dans l'oreille gauche. On avait pensé à une hypertrophie polypeuse des deux cornets moyens, avec suppuration du côté gauche. Dans l'antre d'Highmore gauche, on trouva, en opérant, des fragments colorés en gris brunâtre, formés par du mycélium d'aspergillus fumigatus. L'auteur pense que l'affection était secondaire, et qu'elle était consécutive à un catarrhe séreux antérieur probable. Un cas présentant beaucoup d'analogie avec ce dernier, et dû au même parasite, a été rapporté en 1894 par Mackenzie (2).

E. — Otomycose aspergillaire.

Les infections aspergillaires de l'oreille sont, par contre, des plus fréquentes : il n'est pas d'année où l'on n'en rapporte quelques cas. Leur étude complète ne saurait être ni de notre ressort, ni de notre compétence : nous renvoyons aux traités spéciaux des maladies de l'oreille, notamment à l'excellente

(1) C. Zarniko, Aspergillusmykose der Kieferhöhle (*Deutsche med. Wochenschr.*, 1891, p. 1222).

(2) J.-N. Mackenzie, Aspergillomycose de l'antre d'Highmore (*New York Med. Journal*, 25 août 1894).

monographie de Siebenmann (1), nous réservant de donner une simple idée générale de la question.

1° *Historique.*—Mayer, le premier, en 1844 (2), trouva un parasite mycosique dans le pus d'une otorrhée dite scrofuleuse : le parasite, qui ne fut pas déterminé, était enkysté dans des membranes blanchâtres du conduit auditif externe. En 1855, Pacini (3) rapporte un cas d'otomycose survenue à la suite d'un bain de mer. L'année suivante, Virchow (4), relate un autre cas ; Wreden (5) en 1867, sous le nom de myringomycose, fait une étude très intéressante de l'affection.

En 1883, Siebenmann (6) commence ses premiers travaux sur l'otomycose et les continue dans une monographie de 118 pages parue en 1889 : c'est le travail le plus complet sur la question. Les auteurs français se sont peu occupés de cette maladie : nous mentionnerons cependant une thèse de Bordeaux, celle de Souls (7), soutenue en 1891, et le résumé

(1) F. Siebenmann, Die Schimmelmykosen der menschlichen Ohres. Bergmann, Wiesbaden, 1889.

(2) Mayer, Beobachtung von Cysten mit Fadenpilzen aus dem äussern Gehörgange einer Mädchen (*Müller's Archiv für Anat. u. Phys.*, 1844, n° 12, p. 404).

(3) Pacini, Sopra una muffa parasita sviluppatasi nel condotto auditivo esterno (*Gaz. med. italiana*, 1851, t. I).

(4) Virchow, *loc. cit.*

(5) Wreden, Myringomycosis (*Congrès méd. internat. de Paris*, 27 août 1867, et *Comptes rendus de l'Acad. des sc.*, 29 août 1867).

(6) Siebenmann, Die Fadenpilze Aspergillus und ihre Beziehungen zur Otomycosis aspergillina (*Zeitschr. für Ohrenheilk.*, 1883, t. XII, p. 124).

(7) F.-X.-F. Souls, Contrib. à l'étude de l'Otomycose. Thèse de Bordeaux, 9 novembre 1891.

très bien fait de Dubreuilh (1) dans sa revue sur les moisissures parasitaires de l'homme.

2° *Étiologie.* — L'aspergillus fumigatus s'installe difficilement dans un conduit auditif tout à fait normal : Siebenmann cependant a remarqué que dans 14 pour 100 de ses cas l'oreille paraissait saine. En général, une inflammation légère du conduit, une sécrétion séreuse peu abondante constituent un terrain favorable pour le développement du champignon.

3° *Pathogénie.* — On a souvent noté la maladie chez les jardiniers; on a pu l'observer chez des personnes qui s'étaient couchées dans du foin. L'action des corps gras est indiscutable : Lœwenberg (2) a fait justement remarquer que les huiles et les pommades se décomposent facilement, et que les corps gras neutres que ces substances contiennent se changent en glycérine et en acides gras, milieux de culture très favorables aux aspergillus. Siebenmann a incriminé aussi l'introduction des corps gras dans l'oreille. Enfin, Lœwenberg a fait jouer un certain rôle à l'emploi de solutions médicamenteuses altérées.

4° *Symptômes.* — Les signes accusés par les malades sont parfois nuls : en général, on observe de la surdité, des bourdonnements, la sensation d'oreille

(1) W. Dubreuilh, Des moisissures parasitaires de l'homme (*Arch. de méd. exp. et d'anat. pathol.*, 1891, n° 4, p, 567).

(2) Lœwenberg, Des champignons parasites de l'oreille humaine (*Congrès de l'avancement des sc. franç.*, session de Reims, 1883).

bouchée, comme lorsque le conduit est rempli d'eau, et des démangeaisons qui sont presque constantes. En même temps on remarque un écoulement clair et aqueux, qui peut amener de la rougeur et du gonflement du pavillon : il n'y a presque jamais d'écoulement purulent. La membrane du tympan, terne et rouge, se recouvre d'un dépôt blanc et farineux. Ce dépôt augmente d'épaisseur les jours suivants, et prend la consistance d'une fausse membrane qui tapisse la face externe du tympan et le tiers interne du conduit auditif : cette membrane mycélienne se recouvre de fructifications sur sa face libre. Quand on l'enlève, tous les symptômes fonctionnels s'atténuent ou disparaissent, mais reparaissent au bout de quelques jours, si la membrane s'est reproduite, car les récidives sont fréquentes, et « ces alternatives peuvent se répéter pendant de longues années » (Lœwenberg). Les membranes peuvent se détacher en dehors de toute intervention, surtout quand la sécrétion séreuse est assez abondante : repoussées et engainées l'une dans l'autre, elles forment des bouchons qui ressemblent à une masse de papier mouillé; elles sont tachetées de parties vert noirâtre, la coloration étant due aux spores de l'aspergillus fumigatus.

L'otomycose n'entraîne pas d'habitude de lésions graves : elle peut cependant entretenir un état d'irritation du tympan, source de troubles ultérieurs plus sérieux ; elle est enfin sujette à de nombreuses récidives.

Néanmoins le pronostic est bénin dans la plupart des cas.

5° *Diagnostic.* — Le diagnostic se fait de la même façon que pour les autres formes d'aspergillose : quand on a reconnu l'origine mycosique des altérations auriculaires, il suffit d'ensemencer un fragment de membrane dans le liquide de Raulin, pour obtenir au bout de quelques jours une culture d'aspergillus fumigatus, dont on vérifiera l'action pathogène sur les animaux.

6° *Anatomie pathologique.* — Le mycélium parasitaire repose sur la surface du stratum de Malpighi, plus rarement sur l'épiderme : il ne s'enfonce pas dans la profondeur du tissu, mais quelques filaments peuvent pénétrer entre les cellules de la couche de Malpighi, et Politzer (1) aurait constaté la présence de ces filaments dans les couches superficielles de la membrane du tympan. Tous les auteurs sont d'accord pour admettre que dans l'otomycose le champignon ne joue qu'un rôle de saprophyte, et non de parasite vrai, ne se développant pas aux dépens des éléments auriculaires.

7° *Traitement.* — La première indication thérapeutique à résoudre, c'est d'enlever la membrane parasitaire, soit à l'aide de pinces, soit à l'aide d'injections. La seconde comprend des injections modificatrices. Siebenmann recommande des instillations d'alcool salicylé à 2 pour 100, et une injection d'eau bori-

(1) Politzer, Ueber pflanzliche Parasiten in Ohre (*Wiener med. Wochenschr.*, 1870).

quée par jour, des insufflations de poudre d'acide borique ou d'un mélange d'acide borique et d'iodoforme. Lœwenberg propose l'emploi d'instillations d'alcool étendu d'eau bouillie, puis d'alcool plus concentré, pour arriver graduellement à l'usage de l'alcool absolu. Le traitement prophylactique comprendra l'abstention des corps gras altérables et des huiles non stérilisées dans toutes les affections de l'oreille. Enfin, nous pensons qu'ici, comme dans toutes les manifestations de l'aspergillose, le traitement interne par l'iodure de potassium et l'arsenic pourrait rendre de grands services.

CHAPITRE V

CONCLUSIONS.

L'étude de l'aspergillose chez l'homme, dans toutes ses modalités anatomiques et cliniques, confirme tout ce que nous avons dit dans notre discussion sur l'aspergillose primitive du poumon. L'aspergillus fumigatus peut ne jouer qu'un rôle secondaire et se développer sur des lésions anciennes en véritable saprophyte; mais, dans beaucoup de cas, son rôle est véritablement primitif : il crée à lui seul des lésions indiscutables, d'évolution toute particuière, et il n'est plus permis à l'heure actuelle de contester son action pathogène. C'est un parasite aussi nettement déterminé que l'actinomyces et le bacille de Koch. Aussi, pouvons-nous, de toute notre étude, donner les conclusions générales suivantes :

1° L'aspergillus fumigatus est un parasite pathogène pour les animaux. Chez les oiseaux et les mammifères, il crée des maladies spontanées, bronchiques et pulmonaires, et chez ces derniers, des maladies générales, identiques aux septicémies hémorrhagiques.

2° L'affection est transmissible expérimentalement. Les caractères botaniques du champignon, ses cultures, les lésions qu'il provoque sont réellement spécifiques. Son action pathogène présente la plus grande ressemblance avec la tuberculose bacillaire de Koch.

3° L'homme n'est pas à l'abri de l'aspergillose. Le parasite développe chez lui des maladies broncho-pulmonaires et autres, dont la pathogénie est bien élucidée.

4° Dans toutes ses manifestations, chez les animaux comme chez l'homme, l'aspergillus fumigatus peut jouer un rôle secondaire ou un rôle primitif. Ce n'est donc pas un simple saprophyte, mais un vrai parasite.

BIBLIOGRAPHIE

Aspergillose spontanée des animaux.

Artault (**Stephen**), Recherches bactériologiques, mycologiques, zoologiques et médicales sur l'œuf de poule et ses agents d'infection. Thèse de Paris, 1893.

Bizard et Pommay, *Rec. de méd. vét.*, 1887, n° 296.

Bollinger, Ueber mykotische Erkrankungen bei Vögeln (*Aertzl. Intelligenzbl.*, 1878).

— Ueber Pilzkrankheiten höherer und niederer Thiere (*Aertzl. Intelligenzbl.*, 1880).

Bouchard (**Ch.**), *Comptes rendus de la Soc. de biol.*, 1873, p. 295 (Discussion Carville).

Bournay (**J.**), Pneumomycose aspergillaire chez une vache (*Revue vét. de Toulouse*, 1895, p. 121).

Carville, *Comptes rendus de la Soc. de biol.*, 1873, p. 295.

Dareste, Recherches sur le développement des végétations cryptogamiques à l'extérieur et à l'intérieur de l'œuf de poule (*Comptes rendus de l'Acad. des sc.*, 1892).

Deslongchamps, Note sur les mœurs du canard eider et sur les moisissures développées pendant la vie à la surface interne des poches aériennes d'un de ces animaux (*Ann. des sc. nat.*, juin 1841).

Dieulafoy, Chantemesse et Widal, Une pseudo-tuberculose mycosique (*Congrès de Berlin*, 1890, et *Gaz. des hôp.*, 1890, p. 821).

Drouin (**V.**) **et Rénon**, Note sur une mycose sous-cutanée innommée du cheval (*Soc. de biol.*, 25 avril 1896).

Dubreuilh (**W.**), Des moisissures parasitaires de l'homme (*Arch. de méd. exp. et d'anat. pathol.*, 1891, p. 428 et 566).

Frank, *Deutch. Zeitschr. für Thiermed. in vergl. Pathol.*, t. XVII, 1890, p. 291.

Frésénius, Beiträge zur Mykologie.

Friedberger et Frohner, Pathologie et thérapeutique spéciales des animaux domestiques (Trad. Cadiot et Ries, 1892, t. II, p. 228).

Generali, Micosi delle vie aere nei colombi. Modena, 1879.

Goodall, *Veterinary Journal*, 1893.

Gotti, *Giorn. di an. fisiol. e pat. degli animali*, 1871.

Hayem, Pneumomycose du canard (*Comptes rendus de la Soc. de biol.*, 1873, p, 295 à 300).

Heusinger, *Bericht v. d. Königl. Zootom. Anstalt zu Würzburg*, 1826.

Heusinger, *Acad. of nat. sc. of Philad.*, 1875.

Kitt, Mykosen der Luftwege bei Tauben (*Deutsche Zeitschr. für Thiermed.*, 1881).

Jaeger (A.-C.), Ueber Enstehung von Schimmel im Innern der thierischen Körpers (*Meckel's Archiv für Anat. und. Physiol.*, 1816).

Lucet (Ad.), Études cliniques et expérimentales sur l'aspergillus fumigatus (*Bull. de la Soc. centr. de méd. vét.*, 30 juin 1894, p. 387).

— Aspergillose des œufs en incubation (*Bull. de la Soc. centr. de méd. vét.*, 30 juin 1896, p. 369).

— Étude expérimentale et clinique sur l'aspergillus fumigatus (*Bull. de la Soc. centr. de méd. vét.*,30 août 1896).

Martin, *Jahresb. d. k. Centr. Thierarzneisschüle in München*, 1884.

Mayer (A.-C.), Verschimmelung im lebendem Kõrper (*Archiv für Anat. und Physiol. v. J. F. Meckel*, 1815).

Mazzantini, *Il moderno Zoiatro*, 1891.

Müller (J.) et Retzius, Ueber pilzartige Parasiten in den Lungen und Lufthölen der Vögel (*Müller's Archiv für Anat. und. Physiol.*, 1842).

Neumann, Traité des maladies parasitaires non microbiennes des animaux domestiques. Paris, 1892, p. 595.

Owen (R.), *Philosophical Magazin*, 1883.

Pech, *Preuss. Mittheil.*, 1875, 1876.

Perroncito, Aspergillose miliaire chez la poule (*Il med. vet.*, 1884, p. 105).

Rénon, Recherches clin. et exp. sur la pseudo-tub.-aspergillaire. Thèse de Paris, 1893.

Rivolta, Pneumomicosi aspergillina in un fagiano (*Giorn. di an. e pat. degli animale*, 1887, p. 131).

Robin (Ch.), Histoire naturelle des végétaux parasites. Paris 1853.

Rœckl, Pneumomycosis (*Zeitschr für Thiermed.*, 1884).

Roll, Pathologie vétérinaire, 1885.

Rousseau et Serrurier, *Comptes rendus de l'Acad. des sc.*, 1841.

Spring, Sur une mucédinée développée dans la poche aérienne

abdominale d'un pluvier doré (*Bull. de l'Acad. roy. des sc. de Belgique*, 1848, t. XV).
Tnary et Lucet, Mycose aspergillaire du cheval (*Rec. de méd. vét.*, 1895, p. 337).
Theile, *Heusinger's Zeitschr. für d. organ. Physik*, 1827.
Zürn, Beiträge zur Lehre v. d. durch Pilze hervorgerufene Krankheiten der Hausthiere (*Berliner Archiv*, 1876).
— Die Krankheiten der Hausgeflugels. Weimar, 1882.

Aspergillose expérimentale.

Arsonval (d') et Charrin, Électricité et microbes (*Soc. de biol.*, 29 avril, 1er et 8 juillet 1893).
Bar et Rénon, Présence du bacille de Koch dans le sang de la veine ombilicale de fœtus humains issus de mères tuberculeuses (*Soc. de biol.*, 29 juin 1895).
Bary (de), Morphologie und Physiologie der Pilze, 1883.
Baumgarten et Müller, Versuche ueber accommodative Zuchtung von Schimmelpilzen (*Berliner klin. Wochenschr.*, 1882, n° 32).
Biedl (A.) et R. Kraus, *Archiv für exp. Pathol. und Pharmakol.*, Bd XXXVII, Heft 1, décembre 1895, p. 105.
Blanchard (R.), Parasites végétaux, à l'exclusion des bactéries (*Traité de pathol. gén. du professeur Bouchard*, t. II, p. 843).
Block, Beitrag zur Kenntniss der Pilzbildung in den Geweben des thierischen Organismus. Thèse de Stettin, 1870.
Bodin (E.), Les teignes tondantes du cheval et leurs inoculations humaines. Thèse de Paris, 1896, p. 121.
— Sur la pluralité du favus (*Ann. de dermat. et de syphiligr.*, 1894, p. 1238).
Bordet, Recherches sur la phagocytose (*Ann. de l'Instit. Pasteur*, 1896, p. 109).
Borrel, Tuberculose expérimentale du rein (*Ann. de l'Inst. Pasteur*, 1894, p. 65).
Charrin et Ostrowsky, L'oïdium albicans, agent pathogène général (*Soc. de biol.*, 11 juillet 1896).
Coppen Jones, *Centralbl. für Bakt. und Parasitenk.*, 1895, nos 1 et 2, et 1896, t. XX, p. 393.
Costantin, Les mucédinées simples. Paris, 1888.
Deutschmann, *Archiv für Ophtalmol.*, 1882, t. XXVIII, p. 291, et 1883, XXIX, p. 261.
Dieulafoy, Chantemesse et Widal, Une pseudo-tuberculose mycosique (*Congrès de Berlin*, 1890, et *Gaz. des hôp.*, 1890, p. 821).

Eidam, *Cohn's Beiträge zur Biologie der Pflanzen*, 1883, t. III, p. 392.

Gaucher et Sergent, Un cas de tuberculose aspergillaire simple chez un gaveur de pigeons (*Soc. méd. des hôp.*, 6 juillet 1894).

Grawitz, Beiträge zur systematischen Botanik der pflanzlichen Parasiten (*Virchow's Archiv*, 1877, t. LXX, p. 546).

— Ueber Schimmelvegetationen im thierischen Organismus (*Virchow's Archiv*, 1880, t. LXXXI, p. 355).

— Experimentelles zur Infectionsfrage (*Berliner klin. Wochenschr.*, 1881, p. 189).

— Die Anpassungstheorie der Schimmelpilze und die Kritik des kaiserl. Gesundheitsamtes (*Berliner klin. Wochenschr.*, 1881, n° 45).

Grohe, Experimente über die Injection der Pilzsporen von Aspergillus glaucus und Penicillium glaucum in dem Blut und die serösen Säcke (*Medicinische Verein zu Greifswald*, Sitzung von 7 August 1869, in *Berliner klin. Wochenschr.*, 1870, p. 8).

Heider, Ueber das Verhalten der Ascosporen von Aspergillus nidulans Eidam, im Thierkörper (*Centralbl. für Bakt. und Parasitenk.*, 1890, t. I, p. 553).

Hildebrandt, Experimentelle Untersuchungen über des Eindringen pathogener Microorganismen von den Luftwegen und der Lungen. Dissertation, Kœnigsberg, 1888.

Hügemeyer (O.), Ueber Abschwächung pathogener Schimmelpilze, Bonn, 1888.

Kaufmann, Infection produite par l'aspergillus glaucus (*Soc. des sc. méd. de Lyon*, 1882, in *Lyon méd.*, 1883, t. XXXIX, n°s 4 et 10).

Koch et Gaffky, *Mittheil. aus dem kaiserl. Gesundheitsamtes*, 1881.

Kotliar, Contribution à l'étude de la pseudo-tuberculose aspergillaire (*Ann. de l'Instit. Pasteur*, 1894, p. 479).

Issaeff, *Zeitschr. für Hygiene*, t. XVII, 1894.

Laulanié, Sur quelques affections parasitaires du poumon et leur rapport avec la tuberculose (*Arch. de physiol.*, 1884, p. 516).

Leber, Ueber die Wachsthumsbedingungen der Schimmelpilze im menschlichen und thierischen Körper (*Berliner klin. Wochenschr.*, 1882, n° 11).

Lichtheim, Ueber pathogene Schimmelpilze, I. Die Aspergillusmycosen (*Berliner klin. Wochenschr.*, 1882, p. 129, 147).

— *Zeitschr. für klinische Medicin*, 1884, t. VII, p. 140.

Lindt, Mittheilungen über einige neue pathogene Schimmelpilze (*Archiv für exp. Pathol.*, 1886, t. XXI).

Londe (P.), Nouveaux faits pour servir à l'étude de la tuberculose congénitale (*Revue de la tub.*, 1893, p. 125).

Lucet (**Ad.**), Étude expérimentale et clinique sur l'aspergillus fumigatus (*Bull. de la Soc. centr. de méd. vét.*, 30 août 1896).

Metchnikof (**E.**), Die Untersuchung des Auswurfes auf Tuberkelbacillen. Iena, 1888.

Olsen et Gade, Undersogelser over Aspergillus subfuscus som patogen mugsop. (*Nord med. Archiv*, 1886, et *Baumgarten's Jahresb.*, t. II, p. 326).

Picot, Sabrazès et Rivière, Des parasites du genre streptothrix dans la pathologie humaine (*Congrès de méd. interne*. Bordeaux, août 1895).

Rénon, Recherches clin. et exp. sur la pseudo-tub. asp. Thèse de Paris, 1893.

— De la résistance des spores de l'aspergillus fumigatus (*Soc. de biol.*, 9 février 1895).

— Du processus de curabilité dans la tuberculose aspergillaire (*Soc. de biol.*, 16 mars 1895).

— Essais d'immunisation contre la tuberculose aspergillaire (*Soc. de biol.*, 20 juillet 1895).

— Influence de l'infection aspergillaire sur la gestation (*Soc. de biol.*, 27 juillet 1895).

— Deux cas de tuberculose aspergillaire simple chez des peigneurs de cheveux (*Soc. de biol.*, 25 octobre 1895).

— Atténuation de la virulence des spores de l'aspergillus fumigatus dans les très vieilles cultures (*Soc. de biol.*, 7 décembre 1895).

— Aspergillose intestinale (*Soc. de biol.*, 11 janvier 1896).

— Mal de Pott aspergillaire (*Soc. de biol.*, 25 janvier 1896).

— Aspergillose pleurale (*Soc. de biol.*, 1er janvier 1896).

— Des variations de la couleur des spores de l'aspergillus fumigatus (*Soc. de biol.*, 7 mars 1896).

— Passage du mycélium de l'aspergillus fumigatus dans les urines, au cours de l'aspergillose expérimentale (*Soc. de biol.*, 18 avril 1896).

— Recherches sur le premier stade de l'infection dans l'aspergillose expérimentale (*Soc. de biol.*, 25 juillet 1896).

Ribbert, Der Untergang pathogener Schimmelpilze im Körper. Bonn, 1887.

— Ueber wiederholte Infection mit pathogener Schimmelpilzen und über die Abschwächung derselben (*Deutsch. med. Wochenschr.*, 1888, n° 48).

Sabouraud (**R.**), Les Tricophyties humaines. Thèse de Paris, 1895 p. 55.

Sabrazès, Pseudo-tuberculoses faviques expérimentales (*Soc. de dermat. et de syphiligr.*, 7 avril 1893).

Thiercelin et Londe, Deux nouveaux cas de tuberculose congénitale (*Méd. mod.*, 1893, p. 398).

Van Tieghem, Traité de botanique, 1891, t. II, p. 1145.

Aspergillose pulmonaire de l'homme.

Arkle et Hinds, Pneumomycosis (*Pathol. Society of London*, 9 mai 1896).

Bennett, *Transact. of the Roy. Soc. of Edinburg*, 1842, t. XV, p. 277.

Boström, *Berliner klin. Wochenschr.*, 1886.

Boyce (Rubert), Remarque sur un cas de Pneumomycose aspergillaire (*The Journal of Pathol. and Bakt.* Londres, octobre 1892, p. 165).

Brühl, Des pseudo-tuberculoses parasitaires (*Arch. de méd.*, janvier 1891).

Cohnheim, Zwei Fälle von Mycosis der Lungen (*Virchow's Archiv*, t. XIII, 1865, p. 167).

Coppen Jones, *Centralbl. für Bakt. und Parasitenk.*, t. XII, 1893.

Dieulafoy, Chantemesse et Widal, Une pseudo-tuberculose mycosique (*Congrès de Berlin*, 1890, et *Gaz. des hôp.*, 1890, p. 821).

Dor, Actinomycose reconnue par examen des crachats (*Lyon méd.*, septembre 1894).

Dusch et Pagenstecher, Fall von Pneumomycosis (Aspergillus pulmonum hominum) (*Virchow's Archiv*, t. XI, 1857, p. 561).

Ernst, Ueber eine Nierenmykose und das gleichzeitige Vorkommen verschiedener Pilzformen bei Diabetes (*Virchow's Archiv*, 1894, t. CXXXVII, p. 486).

Falkenheim, Ein Fall von Aspergillusmykose der menschlichen Lunge (*Berliner klin. Wochenschr.*, 1882, n° 49).

Friedreich, Fall von Pneumomycosis aspergillina (*Virchow's Archiv*, t. X, 1856, p. 510).

Fürbringer, Beobachtungen über Lungenmykose beim Menschen (*Virchow's Archiv*, 1876, t. LXVI, p. 330), et Zur Lehre von Diabetes mellitus (*Deutsch. Archiv. für klin. Med.*, 1875, t. XVI).

Gairdner, *Edinburg med. Journal*, 1853, p. 472.

Gaucher et Sergent, Un cas de tuberculose aspergillaire simple chez un gaveur de pigeons (*Soc. méd. des hôp.*, 6 juillet 1894).

Hasse et Welcker, In Küchenmeister.

Herla, Note sur un cas de pneumomycose chez l'homme (*Bull. de l'Acad. roy. de méd. de Belgique*, 1895).

Herterich, Ein Fall von Mycosis trachae (*Aertz. Intelligenzbl.*, 1880, n° 43, et *Virchow's Hirsch's Jahresb.*, 1880, t. II, p. 140).

Heusser, Ein Fall von primärer Actinomykose der Lungen (*Berliner klin. Wochenschr.*, 1895, n° 47).

Kohn, Ein Fall von Pneumomycosis aspergillina (*Deutsch. med Wochenschr.*, 1893, n° 50, p. 1332).

Kremer (J.), Ueber das Vorkommen von Schimmelpilzen bei Syphilis, Carcinom und Sarkom (*Centralbl. für Bakt., Parasitenk. und Infekt.*, 1896, t. XX, p. 63).

Küchenmeister, Die in und an dem Körper des lebenden Menschen vorkommenden Parasiten. Leipzig, 1855.

Lichtheim, Ueber pathogene Schimmelpilze. I. Die Aspergillusmykosen (*Berliner klin. Wochenschr.*, 1882, p. 147).

Osler, Aspergillus from the Lung (*Transact. of the Pathol. Society of Philad.*, 1887, t. XII, XIII).

Podack (Max), Zur Kenntniss der Aspergillusmykosen in menschlichen Respirationsapparat (*Virchow's Archiv*, 1895, t. CXXXIX, p. 260).

Popoff, Ein Fall von Mycosis aspergillina nebst einigen Bemerkungen über aenliche Erkrankungen der Respirationswege. Varsovie, 1887.

Potain, Un cas de tuberculose aspergillaire (*Union méd.*, 1891, p. 449).

Rayer, *Froriep's N. Notizen*, 1842.

Remak, Diagnost. und Pathogenet. Untersuchungen, 1845, p. 244.

Rénon, Recherches clin. et exp. sur la pseudo-tuberculose aspergillaire. Thèse de Paris, 1893.

— Deux cas familiaux de tuberculose aspergillaire simple chez des peigneurs de cheveux (*Gaz. hebd. de méd. et de chir.*, 16 novembre 1896, p. 542).

— Aspergillose pulmonaire et tuberculose aspergillaire (*Journ. des prat.*, 10 janvier 1896).

Rénon et Sergent, Lésions pulmonaires chez un gaveur de pigeons (*Soc. de biol.*, 27 avril 1896).

Rother, Ein Fall von geheilter Pneumomycosis aspergillina (*Charité Ann.*, 1877, Jahrg. IV).

Sluyter, De vegetalibus organismi animalis parasitis, ac de novo epiphyto in pityriasi versicolore obvio. Diss. inaug. Berolini, 1847, p. 14.

Thoma, Lehrbuch der pathologischen Anatomie, 1894, Theil II.

Virchow, Beiträge zur Lehre von den bei Menschen vorkommenden pflanzlichen Parasiten (*Virchow's Archiv*, t. IX, 1856, p. 557).

Weichselbaum, Eine Beobachtung von Pneumomycosis aspergillina (*Wiener med. Wochenschr.*, 1878, n° 49, p. 1289).

Wheaton, Case primarily of tubercle in which a fungus (aspergillus) grew in the bronches and lung, simulating actinomycosis (*Transact. of the pathol. Society of London*, 1890, t. XLI).

Aspergillose rénale de l'homme.

Ernst, Ueber eine Nierenmykose und das gleichzeitige verscheidener Pilzformen bei Diabetes (*Virchow's Archiv*, 1894, t. CXXXVII, p. 486).

Ross, Vorläufige Mittheilung über einige Fälle von Mycosis in Menschen (*Centralbl. für Bakt. und Parasitenk.*, 1891, t. IX, p. 504).

Aspergillose cutanée de l'homme.

Boström, Demonstration mikroskopicher Prapärate von Schimmelpilzen (*Berliner klin. Wochenschr.*, 1886, n° 20, p. 332).

Délépine, A case of mechanomycosis of the skin, with remarks (*Pathol. Society of London*, 5 mai 1891).

Köbner, Demonstration eines Pilzpräparates von Madurafuss (Mycetoma pedis) aus Italien (*Archiv für Dermatol. und Syphil.*, 1891, p. 843).

Olsen, Eine durch einem im Lister'schen Verbande gewucherten Pilz verursachte Hautkranheit (*Norsk. Magazin for Laegevidenskaben*, 1886, n° 4).

Trumpp, Ueber saprophyte Schimmelpilze in Brustkrebs. Dissert. inaug. Münich, 1889.

Kératomycose aspergillaire de l'homme.

Fuchs, Keratomycosis aspergillina (*Soc. imp.-roy. des médecins de Vienne*, 26 janvier 1894, et *Wiener klin. Wochenschr.*, 1894, n° 17, p. 305).

Leber, Keratomycosis aspergillina als Ursache von Hypopyonkeratitis (*Von Graefe's Archiv. für Ophtalmol.*, 1879, t. XXV, Abth. 2).

Mauthner, *Soc. imp.-roy. des méd. de Vienne*, 26 janvier 1894 (Discussion à propos de la communication de Fuchs).

Schirmer, Kératomykose (*Von Graefe's Archiv.*, t. XLII, fasc. I).

Uhthoff, Ueber partielle Necrose der menschlichen Kornhaut nach Einwanderung von Schimmelpilzen (*Berliner klin. Wochenschr.*, 1889, p. 39).

Uhthoff et Axenfeld, Contribution à l'anatomie pathologique et à la bactériologie de la kératite suppurée de l'homme (*Von Graefe's Archiv.*, t. XLII, fasc. I).

Aspergillose naso-pharyngée de l'homme.

Dunn (**J.**), Growth of the aspergillus glaucus in human nose (*Archiv. of Otol.*, vol. XXIV, 1895, p. 154).

Mackenzie (**J.-N.**), Aspergillomykose de l'antre d'Highmore (*New York med. Journal*, 25 août 1894).

Schubert (**P.**), Zur Casuistik der Aspergillusmykosen (*Deutsch. Archiv. für klin. Med.*, 1885, t. XXXVI, p. 162).

— Fadenpilze in der Nase (*Berliner klin. Wochenschr.*, 1889, p. 856).

Siebenmann (**F.**), Ein zweiter Fall von Schimmelmykose des Rachendaches (*Monastch. für Ohrenh.*, 1889, n° 4).

Zarniko (**C.**), Aspergillusmykose der Kieferhöhle (*Deutsch. med. Wochenschr.*, 1891, p. 1222).

Otomycose aspergillaire de l'homme.

Dubreuilh (**W.**), Des moisissures parasitaires de l'homme (*Archiv. de méd. exp. et d'anat. pathol.*, 1891, n° 4, p. 567).

Lœwenberg, Des champignons parasites de l'oreille humaine (*Congrès de l'avancement des sc. franç.*, session de Reims, 1883).

Mayer, Beobachtung von Cysten mit Fadenpilzen aus dem aüssern Gehörgange einer Mädchen (*Muller's Archiv für Anat. und Physiol.*, 1844, n° 12, p. 404).

Pacini, Sopra una muffa parasita sviluppatasi nel condotto auditivo esterno (*Gaz. med. italiana*, 1851, t. I).

Politzer, Ueber pflanzliche Parasiten in Ohre (*Wiener med. Wochensch.*, 1870).

Siebenmann (**F.**), Die Fadenpilze Aspergillus und ihre Beziehungen zur Otomycosis aspergillina (*Zeitschr. für Ohrenheilk.*, 1883, t. XVII, p. 124).

— Die Schimmelmykosen der menschlichen Ohres. Bergmann, Wiesbaden, 1889.

Souls (**F.-X.-F.**), Contribution à l'étude de l'otomycose. Thèse de Bordeaux, 9 novembre 1891.

Virchow, *Virchow's Archiv*, 1856, t. IX.

Wreden, Myringomycosis (*Congrès méd. internat. de Paris*, 27 août 1867, et *Comptes rendus de l'Acad. des sc.*, 29 août 1867).

TABLE DES MATIÈRES

TABLE DES FIGURES

5522-96. — Corbeil. Imprimerie Éd. Crété.

www.ingramcontent.com/pod-product-compliance
Ingram Content Group UK Ltd.
Pitfield, Milton Keynes, MK11 3LW, UK
UKHW020201250726
13967UKWH00003B/1203